Pandora

FÓSFORO

ANA PAULA PACHECO

Pandora

Para Iumna, com todas as palavras da amizade

Посвящаю дорогому профессору медведю

e dizem a Bei Dao
que Pseudo não é um nome

MARTÍN GAMBAROTTA, *Seudo*

Este é um livro de ficção

Segundo casamento: Pangolim

1.

Estou em solo firme. Mantenho o prumo sem dar bola para a diferença entre o meu lado direito e o esquerdo. O diabo também era coxo. Ricardo III era coxo. O grosso desnível entre as pernas poderia dar equilíbrio ao conjunto de traços fora da curva. Mas não. Ricardo era desagradável aos olhos e nefasto ao coração. Édipo ficou com problema nos pés porque foi amarrado para não cumprir o destino com as próprias pernas. O Curupira refez eternamente os próprios passos a cada vez que se moveu para frente. Eu me faço de sonsa. Procuro compensar com um salto alto (um único salto alto) o desnível causado pelo bicho agarrado à minha perna direita. Vermelho. No pé esquerdo. Funciona embaixo como uma maquiagem funciona no rosto ou um tampão na boceta.

Caminho com elegância indiferente. Se eu não estranhar, ninguém estranhará. Não há nada a ser investigado. São só uns nove quilos a mais na perna direita. Não conferi na balança. Melhor não ser minuciosa.

Acredito que carregar um monstro à maneira de panturrilhas me prende mais ao solo que o comum dos mortais. Devo estar mais conectada ao centro de gravidade. Todos têm seus monstros, pelo menos o meu está exposto. Não foi culpa de ninguém. As pessoas só queriam viver, melhorar, vencer, matar quem sobra, comer um pouco, beber um pouco, rir um pouco. Viajar mundo. Viralizar.

Também não foi a natureza que errou. Estava previsto: os bichos serão misturados. Ficticiamente, isto é, potencialmente, todos têm o sangue de todos, porque líquidos escorrem. Da minha parte, não me passaria pela cabeça morder um sapo vivo, mas um caldo de rãs, dizem que fortifica.

O bicho está grudado à minha perna. Tão perto e vira e mexe eu esquecia seu nome. Nove setenta um meia nove, se não der, zero, dezoito. Sou craque em decorar número de telefone. Panda com asas, coala com ratazana. O ornitorrinco também parece misturado, no entanto é um bicho da natureza. Palavra impagável, NA-TU-RE-ZA.

O problema de não lembrar seu nome foi amenizado pelo fato de não precisar chamá-lo. Está sempre aqui, cravado à minha existência, se me perdoam o tom patético. As unhas lembram as de um bicho-preguiça, não o dorminhoco pendurado à árvore do livro da minha sobrinha, faça chuva ou faça sol. Aquele que rasga a pele do tórax de quem o abraça. O dos olhos apertadinhos enganadores. Fofo.

Lembro quando me fechei com ele pela primeira vez. Um frio na barriga. Eu o tinha trazido do mercado. Paguei barato, pangolim de xepa, então não o mataram pra mim. Sou professora, ganho mal, e tinha raspado a poupança por causa de uma internação covídica. Talvez ele achasse que poupei sua vida por querer, pois se entregou de cara: grudou na minha tíbia e no perônio com o tronco e os braços. "O amor é impagável, baby." Falou. Ele falou. Então eu lembrei: pingolim, o nome dele. Quase. Pera. Pinguim misturado com meninim. E com a caixa de Pandora inteira. Pangolim. Ele estava agitado, mas a coisinha dele parecia sem fluxo sanguíneo. "É tudo muito novo", me disse. "A gente precisa repetir bastante, criar uma certa intimidade." Foi comovente. Senti muito nojo e me apaixonei.

De manhã, levo-o para tomar sol na laje do prédio. Preparamos as aulas no meu escritório, que fica na sala. Durante as gravações ele não atrapalha, enroscado à minha perna, longe do olho da câmera. À noite vamos juntos ao supermercado. Nesses passeios levo na bolsa um hidratante, pois seu corpo escamoso me machuca enquanto caminho. Não arrancaram as escamas. Se eu pagasse mais caro podia pedir para arrancarem. Vivo ou morto. O contato da perna com a aspereza das lâminas não é agradável, o hidratante não resolve, pelo contrário. A pele úmida é menos resistente. Já me cortou. Consolo-me: sinto-me bem por cuidar dele e de mim. Não deixa de ser uma oportunidade. Estou crescendo. Só preciso perder a mania de pôr a mão nos olhos. A realidade não aparecerá se eu os esfregar com força. A poeira não sai. Quando esfrego os olhos, ela entra.

Durante o banho de sol, as crianças do condomínio, à distância de mais ou menos três metros, olham o monstro como se fosse um gatinho. Porém nenhum gesto de reconhecimento acontece. Pelo que pude perceber, ele se julga um bicho superior à infância dos homens, mais próximo a mim do que a elas. Assim me diz o olhar de bicho, no qual pupila e íris não se distinguem, dando a impressão de ser todo alma em seu ser tão raso.

Na hora da ginástica ele serve de peso, bem como na hora do vazio. No happy hour me despeja um ar de estraga-prazeres.

Ele também quer ser professor. Começou a fazer *lives* no Facebook usando meu celular. Com ele, uma multidão imaginária reaprende os gestos vitais, reempilha uma a uma as vértebras da coluna. O lado bom é me deixar em paz por algumas horas. O ruim é que chama demais a atenção, expondo-se. Muitos desejariam pôr as mãos nele. Tentei cortar as *lives*. Chorou como um bebê sem peito.

Outro dia notei que afiava disfarçadamente as unhas no couro do meu sapato. Então compreendi: planeja me matar. A certeza, porém, não me abalou. Em primeiro lugar, é típico da paixão querer o aniquilamento do outro. Em segundo lugar, se conseguir me matar não irá sobreviver sozinho, ou seja, morrerá, provavelmente com mais agonia, algum tempo depois. Por certo não tem consciência disso, mas minhas vantagens, conquanto também não me ponham a salvo, são inúmeras.

2.

Sonho que estamos num barco furado. Em vez de escrever a aula on-line de hoje, escrevo o sonho. A concentração anda difícil e aulas se improvisam. Já o que sei de mim, escapa, e posso morrer me desconhecendo quase por completo. Que diferença faria, não sei dizer. A morte quando chega deve passar rápido. Mas às vezes demora a chegar, e pode ser que, à espera, nem morta nem viva, lembrar de si faça alguma diferença.

Decido abandonar o barco. Não sei nadar. Ele me diz uma palavra no seu idioma de chiados. Chie o quanto quiser, cansei de remar. Também cansei de me deixar ir com a correnteza. Não quero mais viver aqui. Ele sorri com os olhinhos naturalmente esbugalhados:

— Resta definir o que seja “aqui”.

Está sobre mim, mas não quer se afogar junto, não é um escorpião nem eu sou um sapo. Quer me comer, e não ser comido. Tenta abrandar meu humor com a sua doçura. No mercado, crianças se ocupam de limpar a derme de alguns, arrancando-lhes as escamas duras para se parecerem mais com um animal macio, comestível. Quase morto, quase vivo, espremido na gaiola, mas estava inteiro.

Também eu adoraria arrancar suas escamas enquanto faço planos para abandonar o barco. Sem coragem de usar alicate ou faca, eu pegaria o bicho à unha. Aprendi de pequena a me responsabilizar pelos meus atos. Se é para fazer esse tipo de coisa, prefiro usar as mãos. Há alguma dignidade nas mãos sujas. Da minha parte, faria como quem arranca as penas de uma galinha enquanto contempla o céu. Paro a imagem quando sinto um frio na alma e me vêm pensamentos tristes. Precisaria amarrá-lo, então quem sabe chuparia suas escamas. Lembram as pétalas de uma alcachofra. A inflorescência comestível escondida pelas brácteas. Muito sangue e dor sob a beleza desses sons. Talvez ele acabasse gostando. Uma tara pode unir um casal, me disse uma amiga. Mas as lâminas são secas, caso as chupasse dividiriam minha língua em duas. Como uma holotúria em seu corpo mole, diante do perigo minha língua se divide. Naufrágio e salvação, ontem e amanhã, antes e depois. A língua que lambe e desliza, a que apodrece depois de pesar e dormir no fundo do rio. Se eu me bifurcar, a estranha pode reanimar a dialética.

Vista de perto, a crosta do bicho é uma costura de pústulas. Sinto nojo, um pouco de pena e uma embaraçosa vontade de transar com ele no meio do rio de lágrimas.

— Dá tesão, a sujeira dos outros — ele aperta os olhinhos pretos sem íris.

Preciso pôr um fim a este fim de mundo. Tenho um plano para nos tirar do barco. Conto-lhe com parcimônia para não dar margem aos seus chiliques. Ele costuma passar da doçura à ironia e da ironia ao faniquito de uma hora pra outra. Estou cheia disso também. E o mais importante: quero evitar que o barco vire enquanto estamos nele.

Para compensar a sua nova dor, que ele chama de solidão, deixo de lado a mania de cutucar as escamas. Assim também me livro do coro das adversativas. Em vez de descamá-lo, lambo seus olhos enquanto escorre uma geleia lacrimosa. Dessa maneira, a mim, a ele, a ninguém estou fazendo mal.

Mando os peixes chamarem Noé. Está alegre por ter afinal a oportunidade de retribuir os favores que lhe fiz. Desejei não estar viva para ver tal dia, no entanto aqui estou, sem pontes, estradas ou portas para sair do sonho. Retornar à vida gasta. Noé não é Moisés, não sabe andar sobre rios e mares. Seu barco não é seu, é de uma empresa de pesca terceirizada. Mas conhece bem as águas. Pode nos ajudar.

Em dois segundos Noé improvisa uma ponte móvel na qual as tábuas pisadas se deslocam na forma de caminho um pouco adiante. A boa notícia é: não dá para voltar atrás.

Tomo coragem.

Um miligrama de chumbo é igual a um miligrama de asas. Um miligrama de sono é igual a um mililitro de arsênico. Um miligrama de livros é igual a um mililitro de tinta. Um miligrama de arroz é igual a um miligrama de feijão é igual a um miligrama de tijolo e a um miligrama de sódio. A um miligrama de casca de ovo. É igual a um miligrama de escama de bicho, vivo ou morto. Um miligrama de alumínio é igual a um miligrama de esquecimento. Um miligrama de comprimidos. Um mililitro de água, limpa ou contaminada. Um miligrama de ontem. Um miligrama de amanhã.

Nada disso alimenta a necessidade nem o sonho de ninguém. O mundo sem poesia chega a ser engraçado, digo ao pangolim. Não fosse comigo. Não fosse contigo.

Decido de comum acordo com o bicho trilharmos o sinistro caminho.

3.

A situação piorou nas últimas semanas. Por outro lado, ficamos mais próximos. Nosso apartamento está cheio de insetos rasteiros, por isso não tenho coragem de encostar os pés no assoalho. Já ele, teme espezinhá-los, pois só gosta de comida fresca. Sem espaço para firmar nossos pés, sugere treparmos pelas paredes.

Ele tem senso prático e no geral se responsabiliza pela manutenção da casa, o que para mim é um alívio. Cuido das plantas, das tarefas diárias e das aulas, não é pouca coisa. Ontem instalou ganchos de apoio de um cômodo a outro, na sala e na cozinha. A seu modo, apartou o céu e o mar. Na área de serviço, descanso dessa nova geometria. Ali os insetos não entram e a cândida pode fazer seu trabalho. Lavo a roupa, penduro-a num pequeno varal térmico. Tento ficar na lavanderia o maior tempo possível, depois retorno pelos ganchos. Para não nos contaminarmos, nunca saímos de casa. Não queremos fazer parte da imunização de manada. Somos limpos, honestos e temos saúde e alegria que não se compram.

Descemos dos ganchos na hora de dormir, direto pra cama. É alta. Por precaução, borrifei Lysoform nos pés de madeira para não ser surpreendida pelos insetos. Durante o dia, escalamos nosso próprio Everest. Há montanhas de neves eternas na minha alma. Ninguém se importa. Da janela, em ângulo privilegiado, espio os vizinhos do bloco A. Os apartamentos do A têm o dobro do tamanho do nosso e vista para a copa das árvores da rua de trás. Minha janela dá para a lavanderia deles, onde costumam vir fumar. Através da lavanderia vejo também uma parte da sala. Um grande sofá de canto com apoio para os pés, iluminação indireta, obras de arte nas paredes.

Eles têm uma vida mais rica e exuberante, dão festas sem máscara, tomam champanhe. São clientes VIP do melhor supermercado e recebem promoções exclusivas durante o lockdown, quando os outros é que estão sem dinheiro. Talvez faça sentido. Têm razões para gastar.

No fundo, reclamo de barriga cheia. Aqui em casa o bicho está em alta, agora as conferências on-line são quase diárias. Não se comparam às viagens de negócios do vizinho, juntando trabalho e lazer, mas estamos relativamente bem. Na ausência dele e da mulher, sou responsável por molhar as plantas, abrir as janelas, alimentar os peixes do aquário de água salgada. Ela me manda usar luvas, explica tratar-se de um oceano em miniatura, frágil e melindroso. Tem predileção pelo peixe-anjo, que já mede mais do que uma régua de trinta centímetros. A cada viagem, deixa uma pererequinha viva para alimentá-lo na primeira noite fora. Preciso desossar a coitada antes. O peixe tem a boca pequena e só conta com um espinho afiado em cada bochecha para auxiliá-lo. "Por favor, fique de olho no pH da água. Lembre-se de pôr de volta a tampa depois de dar comida. Peixes marinhos gostam de saltar, você sabe. Faça um pouco de companhia, está bem? Embora não pareça, sentem a nossa falta." Toda viagem, ela repete a ladainha. Aturo porque adoro olhar a casa por dentro, vestir seu robe de chambre e fingir que sou a dona de tudo. De vez em quando, mostro o corpo para as criaturas salgadas do aquário.

"Eu gostaria de estar no lugar deles", cochicho para o pangolim quando os vizinhos vêm deixar as chaves conosco. "Quem sabe a gente sai de férias depois da vacina?" Arquiteto mentalmente uma barriga de grávida na qual possa escondê-lo sob uma bata indiana. As escamas cortariam a pele do abdômen como ostras cortaram o cara que se agarrou às pedras na correnteza. Quando regressássemos ao país, eu estaria renovada e perguntaria pelos que morreram. As feridas no abdômen, ele poderia lamber até curar. Faz de tudo pra me ver feliz. Vivo numa tristeza morna na maioria do tempo. Quase não sinto mais nada, mas me alegra saber que ainda sou capaz de enlouquecê-lo dançando nos ganchos só de calcinha. E, no entanto, quem diria, a imagem do pangolim lambendo as feridas me excitou. Pode ser que tudo acabe trazendo de volta o tesão. Já sinto alguma umidade na calcinha. O problema de viajar com ele como grávida seria evidentemente o raio X do aeroporto.

Em casa, a vida é quase calma. Nossa maior diferença é a comida, o resto dá para tirar quase de letra. Reconheço que ele não pode fazer nada quanto a isso. Para sobreviver, mastiga um milhão, quatrocentos e cinquenta e oito mil, trezentos e trinta e três vírgula três três três insetos por semana. Um tapete movediço se reproduzindo incessantemente em toda a metragem quadrada da casa, exceto na lavanderia. Comida de estimação.

São só formigas e cupins, mas, justamente, entram pelos livros, pelos tacos, portas e colunas de concreto. Ele me manda sossegar o facho, promete comer tudo e muito mais antes que algo definitivo aconteça. Não tenho nada contra criaturas vivas, a quantidade é o que me exaspera. Também não sou preconceituosa. Só me afligem normalmente baratas e escorpiões. Tenho simpatia por animais que pouca gente tolera. Sapos, por exemplo, gosto deles de longe e de perto. Tentei explicar ao pangolim o meu ponto. Mesmo se fossem esquilinhos, porquinhos-da-índia, coelhinhos, por mais macios e peludos, quem se sentiria à vontade com legiões deles? Em bando, podem vir pra cima de nós a qualquer momento. A partir de um certo número, aliás, agem como se não fossem indivíduos. Como se suas incapacidades se somassem na direção de um mesmo alvo. Não confundir com nada desejável. Os cupins dele podem estar neste exato momento planejando uma revolução com seu rancor inaudível. Entretanto, meus temores não têm ressonância. Ele não está nem aí.

Devo admitir, as coisas têm mudado muito entre nós. Ando irritada, diariamente me exaspero com a sua porcaria. O pior de tudo, porém, é a indiferença cultivada por ele nos últimos tempos. Devo acabar preferindo a companhia de um peixe. O pangolim sorri pra dizer sim e pra dizer não. A aparência anda cada vez mais desgrenhada, como se fosse o último bicho sobre a face da Terra e eu não tivesse opção. Quando reclamo, faz um ar de vítima: "Quem se importa com tais detalhes quando se está vivendo em suspensão?". Outro dia insisti para se cuidar um pouco e, à guisa de resposta, exibiu a genitália, segurando-a com as duas mãos enquanto se equilibrava nos pés sobre dois ganchos. Além da grosseria, é asqueroso o quanto se orgulha da sua coisinha. Dei-lhe um aviso: se fizer de novo, se esquecer só mais uma vez os limites da civilidade, chamo o 180.

4.

Acordo no meio da noite com seus gemidos. As paredes foram arranhadas. Há também um pouco de sangue escorrendo e, em baixo-relevo, a palavra "Metagaláxia". O que deu nele? METAGALÁXIA? Escalo as paredes até a cozinha. Encontro-o encolhido sobre dois ganchos. Das unhas sobraram lascas, dá aflição só de olhar. Digo em alto e bom som: "Não sou obrigada a aguentar suas variações de humor!". Grito para ver se entende. Ele levanta os ombros. Vou até a lavanderia, pego um pano, um balde e um detergente. "Limpe sua arte." Ele sorri, fica satisfeito quando me exalto.

"O baixo-relevo nas paredes, não vai ter jeito agora", seus olhos cochicham, triunfantes. "Sim, vamos ter de viver com isso também."

Telefonei para uma veterinária, que me encaminhou para uma bióloga. É possível que ele esteja planejando me comer. Ela me chama de irresponsável. Ou eu estou louca ou o mundo perdeu a noção. Evidentemente não sou parte da cadeia alimentar do pangolim, mas ela não se responsabiliza por um eventual ataque de furor. As garras têm capacidade para rasgar o osso esterno num momento de inconsciência, me diz. Muito bem, entendi. Embora eu ache que há exagero, a partir de hoje não dormimos mais de conchinha. Depois vemos como aparar as garras para não precisar dividir a casa ao meio.

Pensando melhor, a arte na parede não é tão descabida. Tenta conter os impulsos. Prefere mutilar a si próprio. Sente afeto por mim, quase a ponto de esquecer as razões que nos uniram. Na saúde e na doença. Preciso dar um jeito na vida antes das garras agirem. A natureza não reconhece acordos civis, pode nos pegar desprevenidos. Além do mais, já vivi o bastante para saber quatro coisas: a natureza não existe, a realidade existe, toda relação termina, quase sempre mal.

5.

Às vezes adormeço sem perceber. Acordei com ele em cima de mim, mas não lembro o que aconteceu. É temerário confiar nos olhinhos doces. Aparentemente, ele não tem medo de nada; além de poder usar em seu favor o argumento da legítima defesa. Os fatos provam ser eu a comensal, quer dizer, os chineses famintos, isto é, a maior amostragem de famintos na superfície do planeta, portanto, por dedução, todos, eu inclusive, mesmo sem passar fome. Recentemente, o assassino de um menino morto com um tiro na nuca foi livrado da prisão. Legítima defesa. Quero ir pro inferno, só não já. Não tomarei mais cerveja à noite nem nada capaz de me induzir ao sono profundo. Leio romances policiais para me manter desperta.

O problema é que prefiro ter companhia a não ter, e sinto afeição por ele, apesar do nojo que vai e vem. A bióloga é simplória, pergunta se gosto mais de mim ou do bicho.

6.

De madrugada cismo com a maldade contida no fundo de verdade dos mitos. Se Jó fosse menos fiel, Deus não teria testado sua fé com sofrimentos cruéis e injustificados. Os filhos estariam salvos, a pele leprosa estaria intacta, o coração não teria se despedaçado.

Todas as vezes que alguém lê a história, lá está Jó de volta, escalavrado e com a dignidade destruída, até que Deus lhe perdoe a lealdade, as feridas sumam, os filhos ressuscitem.

Se os pais de Édipo simplesmente não tivessem dado ouvidos ao cego Tirésias, nenhuma tragédia teria acontecido. O flagelo aos pés amarrados do bebê, o parricídio, a punição da inteligência pelo oráculo. Sem contar o peso de carregar o reino nas costas, a mãe na cama, os filhos-irmãos pelos cantos do palácio, a noite perpétua. Se não tivessem dado ouvidos a Tirésias, Édipo talvez nem chegasse a ser rei, e o principal, não espalhariam aos quatro ventos a inverdade de estarem reservados aos soberanos os piores males de uma época.

Fosse como fosse, as águias teriam devorado o fígado de Prometeu, não ousariam desobedecer a uma ordem do pai do Olimpo. A duração do seu sofrimento, entretanto, não foi obra das aves. Nem de Zeus. Nem de outros deuses, tampouco das rochas do Cáucaso ou do Destino. As diferentes versões do mito insistem: devorado num dia, o fígado se regenerava no dia seguinte. Sem o crescimento incessante da glândula, a tortura de Prometeu teria fim. Eis a maldosa insinuação. Agia o corpo de Prometeu a favor do castigo infinito?

Digo mais: quem foi o responsável por criar o brasão da cidade que circundava a Torre de Babel, gravando nele a poderosa imagem de um punho gigante? O ferreiro? O imperador? O gigante? Não tivessem gravado em seu brasão a imagem de um punho descomunal, teria a cidade ao redor da Torre de Babel sido destruída por um punho descomunal, com cinco golpes sucessivos? Teria o golpe durado sempiternamente?

Fico me perguntando aonde querem nos levar essas histórias.

7.

É dia. Descubro que cortaram a água. O porteiro nem sequer nos avisou; quando reclamei jogou a culpa na prefeitura, no governo e na presidência da República. Estão trabalhando para mostrar como o serviço é ruim; acelerando dessa maneira a privatização da água.

A situação torna-se rapidamente insustentável. Impossível tomar banho de balde apoiada nos ganchos, na mesma hora eu tombaria sobre a chusma de insetos. O cheiro do pangolim vai ficando forte e faz apenas cinco horas que estamos sem água. Cheiro adocicado de carne crua. Me dou conta do óbvio: as coisas são o que são.

Ele retruca, as coisas não são o que são. Precisam ser investigadas.

Apesar da náusea, da falta d'água, da decadência circunstanciada, algo parece estar começando a melhorar: ele aceitou o pano com álcool, fez uma limpeza geral nas escamas e nas partes. A felicidade sempre depende de termos de comparação. À maioria das pessoas não foram dadas as oportunidades a mim oferecidas de bandeja. O fato de os vizinhos terem mais do que nós às vezes desperta a cobiça, mas no fim das contas não tira pedaço de ninguém. Hoje voltaremos a dormir juntos. Olho-me no espelho, ainda tenho uma vida pela frente. Quem sabe o dia de amanhã? Abro uma frestinha da janela. O vento parece soprar na minha direção, desempestando o ar.

8.

Há três noites não consigo mais dormir com a presença dos cupins e o ronco do pangolim. Decido tomar o destino com as mãos, como me aconselharam a astróloga, a veterinária e a bióloga. Não tem cabimento deixar o bicho decidir minha vida. Borrifo inseticida no chão. Dane-se esse restaurante 24/7. Peça um Rappi, um Ifood, o raio que o parta. Se não quiser, que morra, amor. Não vou mais viver por cima de criaturas rastejantes.

Quando ele vem do quarto para a sala e vê o que fiz, começa a arrancar as escamas. Desvio o olhar para não lhe dar reforço psíquico. Estou cheia da sua autodestruição. Não contente, move-se até a pia da cozinha e começa a arremessar contra mim pratos e talheres. Não sofro um único arranhão. "Sou uma hidra", grito, "a hidra de Lerna". "O asco criou em mim uma casca. Tenho também muitas cabeças para perder, dez mil cabeças para perder, e mais uma cabeça, imortal." Furioso, ele sorri. Lança sobre mim a tábua e o martelo de bater carne, que herdei de minha avó. Em seguida, o conjunto de doze pratos rasos pintados à mão. Nunca o vi em tal estado antes. Também não me reconheço, tampouco sei de onde vem a agilidade para desviar de tudo. Hoje ficou claro. Daqui por diante, será ele ou eu.

9.

Acordo com o colchão molhado. Uma mancha vermelha esmaecida, mistura de gosma e sangue. Como não estou em período menstrual, vou procurá-lo pelas paredes para saber o que aconteceu. Bastou eu me mover para sentir uma dor lancinante no canal da vagina. Nunca cogitei ser estuprada por um bicho. Estaria tentando me infectar com suas doenças? Consegui retirar a escama com cuidado depois de horas gritando. Na ponta já tinha se produzido uma secreção de pus amarelada. Ligo para o 180, entretanto o serviço não cobre meu caso. "Há quanto tempo vivem conjugalmente?" Nunca vi tanta indiferença na voz de uma atendente. Antes de me transferir para a pesquisa de satisfação com o atendimento, recomendou-me uma notificação à OMS.

Tratei o ferimento com os remédios disponíveis em casa: água oxigenada, unguento e arnica. Assustada, não disse a ele nenhuma palavra sobre o ocorrido. É possível que não se recorde. Ou que esqueça, se eu não tocar no assunto.

10.

Esta manhã faz sol. Acordei e não encontrei o bicho pela casa. Ele nunca saiu sozinho. Por motivos óbvios, seria fatal. Não passaria da primeira esquina sem ser linchado.

É possível que eu tenha apagado. Desde o *burnout* quando era criança, sofro algumas ausências de vez em quando. Depois de perder Alice para o pangolim (para este, para outro, que importa?), os lapsos estão mais frequentes, mas procuro não pensar nisso. Aos poucos revejo cenas de um corpo a corpo ao fim do qual eu o lanço com toda a força sobre os ganchos da parede, jogando a seguir todo o meu peso sobre ele. Não me julgo capaz de fazer isso, simplesmente não é do meu feitio. Não fui eu. No filminho que se projeta por detrás dos meus olhos, porém, termino por pregá-lo ali mesmo, fazendo os ganchos perfurarem seu pequeno ser asqueroso. Bato repetidas vezes nele com a barra de ferro dos exercícios de pilates. Devo tê-lo socado a ponto de parte dele se confundir à massa da parede, pois, examinando o local do crime, é pouco o que restou ali. Há pedaços pelo chão. Demorei pra ver, pois estavam cobertos por insetos. As formigas excitam-se com a doçura do sangue, não param quietas. De onde ressurgiram tantas formigas?

Trepo até a lavanderia de modo a alcançar o aspirador. Se eu puser uma máscara posso dar cabo dos novos insetos reproduzindo-se pelo chão. Vou até a lojinha do bairro. "ALGUÉM FAZ IDEIA DO QUE ANDEI PASSANDO?" Compro argamassa para apagar tudo, inclusive o "Metagaláxia" riscado à unha. "Não vão me responder, bando de calhordas?" Recolho alguns restos de carne no assoalho, o peixe-anjo vai gostar disso. O resto vou enfiando aos poucos no triturador. Congelarei para uma próxima ocasião, quando puder cozinhar pros amigos. O peixe ficará gordo e satisfeito, a vizinha virá me agradecer pelos cuidados assim que chegar de viagem.

Meu trabalho levará alguns dias, mas tudo bem, ela deve demorar ainda um mês. De todo modo, ninguém mais se ocupa da vida dos outros. Há muitas tarefas a cumprir, por causa do sumiço das empregadas domésticas.

11.

Hoje faz dez dias que vivo só. Às vezes estranho a falta dele e me pego trepando pelas paredes como se ainda precisasse evitar o chão. No mais, também sinto uma ponta de alegria. Completo quarenta anos na próxima semana. Vida que segue. As cabeças que perdi cicatrizaram, a vagina cicatrizou, a argamassa cobriu as letras. Da morte do meu companheiro nem o diabo vai fazer conta. Retiro esta tarde os ganchos da parede. Depois jogo uma água de cândida em tudo para que nem os objetos se lembrem de alguma coisa.

Sonhos

Há poucas coisas em comum entre os habitantes deste mundo, entretanto, a quase ninguém ocorreria imaginar que seria fácil dormir depois de matar um bicho com o qual dividiu a cama e a vida. A custo, com a ajuda do Barba Branca, você dorme. Felício, o gato, se enroscaria aos seus pés, se não tivesse desaparecido desde que o pangolim veio morar aqui. Para sua própria surpresa, sorrindo como quem não quer nada você atravessa o pesadelo. O psiquiatra aparece em sonho só pra dizer que Alice está morta e que ter matado o pangolim não irá trazê-la de volta. É preciso parar de somar as subtrações. Tarde demais para amar qualquer um dos dois.

As vitórias valem o quanto pesam. No sonho, você é professora concursada em regime de dedicação integral à docência e à pesquisa. RDIDP. Na realidade, eu também sou. É transparente, entretanto se alguém espremer sai sangue. Caronte, o cão Cérbero, os três juízes dos Mortos, a música foi capaz de anestesiar a todos.

Quando acordar, a realidade continuará lá. Sorrindo como quem não quer nada, você atravessa o corredor do prédio de Letras. Mais ou menos transparente, a depender do ângulo.

Ainda é você. Seu cérebro transparente pode pensar. Não custa nada, nem um pão a mais. Os alunos são carinhosos. Profe. Prô. Você pode até sorrir, não quer dizer nada. Deve ser efeito das drogas. A transparência também. As aulas acontecem por uma pequena abertura na porta, rente ao chão. Não precisam mais ser on-line. Você se agacha, deita de lado e fala sobre as questões da Lírica.

Quetiapina, ritalina, zolpidem, rivotril, fluoxetina, valproato, topiramato, clonazepam, venlafaxina. Flibanserian para tentar um orgasmo. Eurídice menos o inferno.

— Sempre que necessário ou só em último caso?

— Não ultrapasse sessenta miligramas por dia. De um a dez, quanto você diria que dói?

— Cinco. Talvez nove. Na minha pele ou na dos outros?

Os remédios só se compram com receita, se não for com o traficante. Entretanto só estão à venda do lado de fora. Dentro do pesadelo, você toma o quanto quiser. Nem precisa comprar; no pesadelo, não custa nada, é pegar e tomar.

Você é professora universitária desde 2012. Deu aulas on-line durante boa parte da pandemia. Os alunos estão enlouquecendo. Se você os trouxer para o pesadelo, poderão dormir também. Vamos, prepare as aulas.

A escolha é sua, a não ser em último caso. Aí é nossa. Nós te amarramos porque você pediu. Queria ouvir a voz de Alice, mas não queria morrer de jeito nenhum. Ela não apareceu, então você trepou com Morfeu e Orfeu até cair exausta dentro de outro pesadelo. Criaturas múltiplas nasceram da cabeça que não era a do pau. Houve um campeonato de ejaculação entre o céu e o mar. Todos se tocavam, mas não chegava a ser uma questão de saúde pública.

Para despertar, você toma dois comprimidos de bupropiona de cento e cinquenta ou trezentos miligramas. Escova a língua e raspa com uma colher, arranca os restos da noite. Se esquecer dessa parte pode tomar trinta copos de água; em vez de se purificar, as cracas todas vão parar no seu estômago. A rotina cosmética não vem ao caso. Pode publicá-la no Instagram da Elizabeth Arden se quiser. Ninguém liga muito para o quanto te ajuda. Preferem acreditar que tudo o que você tem é seu, a começar pela beleza. O gel de limpeza a água micelar o tônico circense o hidratante de hibisco a cafeína para as olheiras o antioxidante o anti-idade. O creme nutritivo agora vem com um pouco de botox. A base com protetor solar da cor da pele.

— Da cor da pele de quem?

Abra mão de algumas perguntas pelo amor de Deus. Estamos falando de acalmar a pele, evitar queimaduras, esticar o tempo com durex líquido. E no sonho, você bem sabe, os cosméticos não são feitos com a pele de ninguém.

— Cor da pele de NINGUÉM.

Depois de tirar a noite dos olhos, você pega a cartela de ritalina, dez miligramas. Troca pela de venvanse trinta miligramas, porque a pilha de trabalhos vai até a Babilônia. Então se concentra pra valer. O antidepressivo do momento se chama Exodus. No sonho, pode até não ser presunção demais para um remédio. Capaz de você conseguir encontrar a saída se nunca mais olhar para trás. Engula. Não, não significa abrir mão de ser você. É só que talvez não seja o caso de olhar pra trás para seguir em frente. Faça da lembrança de Alice um alimento, como você fez com a carne do pangolim. Engula sem mastigar tanto. Exodus. A promessa do remédio pode ser falsa, mesmo assim, você ganhou a promessa. Desconsidere a brutal diminuição da libido. Não acontece com todos, alguns ficam a ponto de bala. O problema é chegar lá. Mas existe um truque: consumir o que te consome.

Guarde os gêmeos (os de verdade, Hipnos, Tânatos; os falsos, Orfeu, Morfeu), guarde o medo, as asas, guarde-os dentro de um buraco grande, feche com um bloco de pedra que vinte pares de bois teriam dificuldade de mover. Entre a janela e o duro chão da realidade, você se arrependeria.

Quando o dia se puser, a correção dos trabalhos e a preparação do novo curso terão rendido a ponto de você ter se esquecido do almoço e da faxina. As medusas deram duro, desencapsularam-se da ponta dos seus dedos e adentraram todos os cantos do teclado. Não deixaram nem sequer uma letra de fora, nenhuma falta de sentido. A sensação é boa, como se o javali tivesse tombado morto. Mas você não é tola, lembra que esse javali é de pluma, flutua enquanto o outro engorda.

Com a jornada intelectual cumprida, aí sim, você passa um pano ligeiro por tudo, joga cloro nos vasos sanitários, enfia a roupa suja na máquina e finalmente desliza o rodo pelo ladrilho, ouvindo um tango do compositor franco-argentino, caçador de tubarões. Só não coma nem beba nada. Tome o Rivotril sem líquidos e sem se preocupar em forrar o estômago. Ouça meu conselho. Um barco a seco não afunda, disso até uma criança sabe.

Recomeço sem escamas

Não pegaria bem comemorar meu aniversário a esta altura do campeonato pandêmico. Duas amigas propuseram um jantarzinho íntimo, com distanciamento. Cada uma num canto da sala. Não estou no *mood*. Além do mais não gosto de gente bisbilhotando minha intimidade. Uma delas ia querer aproveitar a ocasião para perguntar sobre as últimas notícias do meu *curriculum lattes*: o caso com Alice, o site pornô, o processo administrativo na universidade. A serra mecânica que cortou fora minha cabeça não triturou o amor. Alice deixou uma fome atroz no fundo de mim. Um fundo falso, alguém diria. Fiz uma senhora faxina, atenta a cada canto da casa, mesmo assim, não seria impossível que uma das convidadas achasse uma pista, algo esquecido involuntariamente para revelar ao mundo a morte do pangolim. Se ficar quieta no meu canto, ninguém notará a ausência do pangolim nem cutucará outras faltas. Não sou assassina. Alice morreu de Covid, não de paixão, embora também me amasse. Na China, pangolins matam a fome de milhares de pessoas.

Matar um bicho faz de mim uma criminosa? Não lhes devo satisfação, mas prefiro não ser incomodada. Abro uma garrafa sozinha e brindo aos dias melhores que virão.

Hoje recomeço. Em primeiro lugar, decidi encarar a obrigação de escrever o programa e as aulas. Não fica bem para uma professora concursada cagar regras por aí e não prestar contas a si mesma. Além do mais, alguns alunos acabam percebendo. No modo on-line é mais difícil enrolar, poucos respondem quando jogo a peteca para eles. Aposto e ganho que nunca leram Paulo Freire. É fácil ser mal-entendida nestes tempos. Se me delatarem novamente à Comissão Especial de Regime de Trabalho estarei perdida. Falta ânimo, me sinto acabada. Seja como for, não dá para não escrever as aulas.

O psiquiatra diz que preciso ter paciência, que é só um momento de adaptação aos remédios, costuma durar de vinte dias a um mês, se tudo der certo. A consulta no Zoom dura quinze minutos. Observo com algum sarcasmo que foi rápido convencê-lo de que eu precisava voltar aos remédios. Ele responde que já me conhece. Preciso deixar de lado a resistência. Pergunta por que não entro no Tinder, em vez de amargar as perdas. Digo que não quero dar de cara com alunos, nem com alunas, mas esse obviamente não é o único motivo. Da outra vez os remédios me ajudaram muito, não vou negar, inclusive a recuperar a memória. Ele me atende contra um fundo de parede branca. Sua barba ficou branca durante a pandemia. Não lhe contei a história inteira, cortei o fim para evitar diagnósticos ultrapassados. Não sou histérica. Disse a ele que meu bicho fugiu pela Mata Atlântica quando descemos para o sertão do litoral norte de São Paulo. Procurei-o por três dias, acionei os bombeiros e nada. *Ai, a solidão vai acabar comigo*. Ele me põe pra cima, diz que meu semblante está mais leve e eu toda, mais bonita. Preciso é me livrar da megera que me habita — ele me dá uma piscadinha. Setecentos e cinquenta reais. Propõe uma sessão quinzenal até ajustarmos a dose. Eu devia ter lhe mostrado como minha boceta também rejuvenesceu depois da ninfoplastia, devia ter dito que ele sim está mais gato com a barba branca e a pele queimada de sol. Aposto que trabalha fora de São Paulo durante a quarentena estendida. Depois eu o convidaria para um *date* sem aplicativo. O sexo podia ser on-line mesmo.

À noite sonho que trepo com Morfeu enquanto Alice me sopra no ouvido o que preciso escrever; mas o pangolim urra de dor enquanto lhe arrancam as escamas no mercado e por isso não consigo escutar mais nada. O prazo para entregar o programa de pós é segunda-feira. Uma coisa é certa: melhor garantir o emprego. Já dei aulas no ensino privado e sei o quanto o osso é mais duro de roer. Tento fazer um plano geral para o semestre. Um carcereiro deu ao novo detento o conselho de seguir uma rotina à risca, sem contar os dias ou esperar pelo fim. A comparação com o presídio é desonesta. Vivemos numa democracia.

Resolvo aproveitar o ensejo do curso de pós-graduação para tratar de um tema que considero caro ao materialismo: as relações entre dinheiro, subjetividade e forma literária. Planejo o seguinte: três blocos centrais sobre investimentos; em torno deles, seminários, discussões, *close reading* e teoria da literatura. Os alunos de Letras são no geral muito pobres, mais uma razão para debatermos nos cursos os assuntos contemporâneos. Começarei perguntando-lhes se acreditam haver relações entre investimento pessoal e investimento financeiro. Muitos não conseguem nem almoçar sem o tíquete do bandejão. Desse ponto de vista, qualquer teoria é uma viagem. Por razões diferentes, o coordenador da pós-graduação provavelmente irá torcer o nariz. Dirá que o curso está parecendo um panfleto dadá. Que perdi a cabeça, a vergonha e o decoro profissional. Sem falar no amor-próprio. Está preparada para o sarcasmo dos colegas? Tem razão, as ressalvas são justas, mas de todo jeito acho melhor enviar um programa dadá a não enviar nada. Preciso segurar o emprego. Os ditados não existem à toa: se ficar o bicho pega, se correr o bicho come. Começo a rabiscar alguma coisa, ainda sem pesquisa bibliográfica. Organizo o material literário para os primeiros dois meses de debate, proponho questões para um início de conversa. A vida precisaria ser habitável. Incluo material ficcional e *voilà*. No meu curso mando eu.

CURSO DE PÓS-GRADUAÇÃO EM CIÊNCIA DA LITERATURA
DEPARTAMENTO DE ***
CÓDIGO DA DISCIPLINA: CL 2661/2020
2º SEMESTRE DE 2020 (3ªˢ FEIRAS, NOTURNO)
DOCENTE RESPONSÁVEL: ANA***

PERCURSOS RECENTES DA LITERATURA BRASILEIRA CONTEMPORÂNEA: A LITERATURA É UM INVESTIMENTO PESSOAL?

OBJETIVOS

Pensar o regime em que entrou a criação cultural no Brasil após a desintegração do projeto moderno, na chamada era pós-moderna, quando se alteraram as relações com a tradição, modificando o modo de se conceber o trabalho com a linguagem e criando uma socialização de novo tipo para a prosa literária, a partir de uma nova inscrição ou deslizamento subjetivo. O curso se detém na verificação das relações entre experiência artística e andamento histórico, a fim de apreender os modos de representação da subjetividade na dinâmica interna do mercado, da financeirização da arte e da vida.

JUSTIFICATIVA

O curso tem em vista analisar percursos da produção cultural brasileira, considerando-se os processos de desagregação inscritos na história recente do país. O debate, no decorrer do qual se definem linhas de força e de fraqueza da cultura brasileira contemporânea, pretende abrir perspectivas histórico-culturais e propor a discussão de categorias críticas para a abordagem de fenômenos novos que afetaram de modo substancial a contemporaneidade da narrativa nas primeiras décadas do século 21.

TÓPICOS PROGRAMÁTICOS

Introdução: A literatura é um investimento pessoal?

1. Literatura e mercado.
2. Desagregação social e constituição do narrador.
3. Dinheiro, depressão, *burnout*. O novo tempo-espaço da ficção contemporânea.

Eixos:

1. Literatura e função. Representação das estratégias de sobrevivência na era neoliberal.
2. Construção das personagens. O vazio do espírito e o mundo sem poesia. Dissolução do sujeito, solipsismo e construção do "eu" nas redes sociais.
3. Romance pós-utópico e investimento pessoal na literatura brasileira contemporânea. Qual é o real de Narciso?
4. Representação e irrepresentabilidade: o indizível do dinheiro.
5. Investimentos na Bolsa de Valores, de *Macunaíma* aos dias atuais. Estratégias culturais e gerenciamento da escrita.

Conclusões e debates

Proposta de trabalho

(Obs.: A bibliografia será distribuída no primeiro dia de aula.)

TEXTOS INICIAIS PARA DISCUSSÃO
ANEXO 1: POESIA E BOLSA DE VALORES

TOURO — NA ALTA

Quase sem tocar o chão eu o rodeio, invisível, para não provocá-lo. Poderia sumir atrás dos quadris enormes sem prejuízo da minha existência. Um bailarino leve, como em livros infantis podem ser os touros, ou como são na vida real — real!, que palavra — mais de mil quilos acima do meu peso. Ele sente a minha presença, ergue-se sobre as patas dianteiras e prepara o coice: um desafio dirigido a mim ou a qualquer vago pano vermelho, lembrando um outro tempo, quando se alimentava de sangue. Me jogo no chão, sou uma cobra que desliza, esgueirando-se pelo corredor de cascos e faíscas abaixo da barriga do touro. É o seu número, a dança que os pés do toureiro imitam. Não sou toureiro, se fosse não estaria embaixo do touro. Centímetros podem me salvar a vida, por isso rastejo.

Com um dos cascos ele esmaga parte do meu pé, anestesiando-o. Respiro depois de um urro, reinvento-me e me torno ainda mais flexível e rastejante. Ele me fareja e eu o amaldiçoo. Procuro tapar suas ventas, mas, lamentavelmente, me dou conta do tamanho de minhas mãos diante de dois buracos quentes e furiosos. Quase sou tentada a dizer, fúria de locomotiva. Rasto, rojo.

Recupero o fôlego ao lembrar que meu pensamento pode ser mais rápido que o dele. Me finjo de morta. Se me deixar alguma margem de manobra sou capaz de. Então, enquanto se abaixa aproveito para segurar os chifres e me pendurar neles, de modo a não me alcançarem. Pendurada neles, não podem me fazer mal. Não tenho garras, mas o pensamento que me prende ao touro faz os dedos valerem por sanguessugas. Ficamos em silêncio. Um contra o outro. É um dos melhores intervalos na minha vida. E como dura pouco a vida!

O touro se movimenta, ondula o corpo para que eu o solte. Não respiro. Me agarro com força aos chifres, marfins e pontudos, a ponto de me tornar um pêndulo quando a enorme cabeça se ergue. Presa a eles, não quebram, nem sequer trincam. O touro se agita e seus olhos nos meus, vesgos da proximidade, me dizem: ultrapassei os limites. Então ouço a respiração de bicho bravo. A cabeça recua junto com o corpo, num falso passo atrás; o peso inteiro encontra-se praticamente sobre as patas traseiras, inclusive o meu peso somado aos chifres — então, num movimento de baixo para cima, ele investe com toda a força.

O desenho é de uma parábola empurrando o céu. Nesse momento já não posso mais me segurar aos chifres. Por mais que tente, sou lançada a muitos metros de altura, talvez dez, quinze. Caio devagar e afinal com tudo. Sinto que ele deve ter vencido, pois meus ossos ferem pontiagudos minha própria carne de dentro para fora. Transpassou-me. Sou ele. Com o que resta do pensamento chuto a sua cara de touro. Uma, dez, trezentas vezes. Depois tampo suas narinas com meus braços e acerto mil vezes sua enorme barriga com os cascos que arranco da sua carne com toda a força do mundo um momento antes. Tiro micropartes do couro com a ponta das unhas. Finco três grandes espetos na sua ideia de touro e então faço-o sangrar até provar a todos que se trata de um bicho vivo, que pode morrer. Ainda que ele não sinta, não responda, não mais respire, não morra.

Aproveito a pilha de cadáveres para nos reerguer. Serão mesmo de papel estes cadáveres?

QUESTÕES INICIAIS, SUGERIDAS PARA O DEBATE DE "TOURO — NA ALTA":

A) De que maneira o texto une os fundamentos da Lírica — apresentando uma subjetividade cujo estado perceptivo e expressivo tende a suturar a separação entre "eu" e "outro", ou entre "eu" e "mundo" — aos de um poema épico, vocacionado a apreender dimensões coletivas da existência? Qual o regime poético dessa prosa?

B) Como se constrói no texto a relação entre os movimentos do touro, investindo contra sua presa de baixo para cima, e as movimentações dos investidores chamados de touros no mercado de ações (isto é, os que atacam enquanto as ações estão subindo)? Considerando-se que seu fito é representar uma luta contemporânea, essa dimensão alegórica do texto nega o indizível da poesia? Amplia? De que modo(s)?

C) Como podem ser interpretadas as conotações sexuais do encontro entre o personagem humano e o touro?

D) A partir dos deslizamentos linguísticos sugeridos pelo texto, analise o campo semântico ligado à dificuldade de "pegar o touro à unha".

URSO — NA BAIXA

Não tenho conhecimento específico para discutir questões ligadas diretamente à fome. Como todos sabem, defendo-me do risco de modo fisiológico: durmo antes que ela se aproxime. Não confundo, porém, a preservação da minha espécie com o problema de ordem mais geral e tenho clareza sobre a impossibilidade de generalizarmos psíquica ou socialmente a hibernação. Quando acordássemos seríamos obrigados a comer uns aos outros. Como nunca passei fome, é justo julgarem periféricas as minhas considerações. Ainda assim, penso serem úteis aos que vêm refletindo sobre o assunto.

Em primeiro lugar, algumas notas sobre a partícula "sobre": diferentemente de "acerca de", "a propósito de", "com respeito a" etc., que fixam, às vezes de modo vago, a ideia no objeto sobre o qual recai uma ação, a referida partícula tem a vantagem de estabelecer relação precisa e direta entre o que se vai dizer ou fazer e o objeto de que se trata, assinalando a autoridade daquele que diz ou faz. De modo análogo, "por cima" indica a situação local de um corpo em relação a outro; enquanto "sobre" mostra a posição superior da coisa que tem outra debaixo de si.

Fosse possível reter os gestos de um urso durante a caça, quando se coloca sobre a presa, o pensamento não precisaria jamais perder novamente tempo com problemas banais como o da sobrevivência. Sou um urso velho, uso dentaduras, no entanto minhas mandíbulas ainda têm a força de um urso. Admito que mastigo lentamente, o que pode ser pior para as presas. Ursos velhos não têm meios de ser misericordiosos, mas quem sabe estes conselhos compensem alguma coisa no cômputo geral.

De cima para baixo, a patada deve ser contumaz para forçar a queda. Dá certo mesmo nas regiões mais inóspitas: uma foca — digamos, se uma foca pudesse figurar como individualização de uma generalidade referida a um tipo particular de sociedade em determinada etapa histórica —, uma foca procura um orifício de respiração no gelo enquanto o urso usa o faro para adiantar-se a ela; quando emerge, acreditando subir, na verdade está se colocando sob as patas do urso agachado, pronto para ficar sobre ela. Assim que a foca respira, uma pata dianteira arrasta-a para fora do gelo, rasgando-a já durante o transporte. Em seguida, o urso mata a foca, mordendo-lhe a cabeça até esmagar o crânio. A imagem é bela, a cena, apavorante mesmo quando feita de luz. O nome para essa modalidade — caça de espera — é, contudo, o menos violento possível e chega mesmo a dar um ar de malemolência ao desígnio de comer o outro ainda quente.

Quando há focas descansando no gelo, a estratégia muda, embora a direção do movimento se mantenha. O nome torna-se mais fantasmagórico — caça de perseguição —, pois não há perseguição, uma vez que a comida descansa e ao urso cabe aproximar-se furtivamente, uma sombra clara, que em seguida se lança ao ataque, novamente em plongée.

Em períodos de crise, a modalidade mais praticada é a caça aos ninhos construídos pelas focas no gelo. O movimento também aqui se faz de cima para baixo. As garras tomam de assalto um filhote ou dois, à maneira de uma fêmea decidida a trazê-los à amamentação. A primeira providência é afastar a pele e chupar a gordura. Sorver o máximo possível antes de descartar no gelo as casquinhas de jabuticaba. No caso dos filhotes, a camada adiposa é parca, sendo preciso repetir a operação algumas vezes.

Deve-se considerar que a saciedade imediata não é produtiva a médio prazo. Havendo tempo para esperar melhores resultados, exemplares adultos podem dar cria antes de virar alimento. Em termos de sensibilidade, a devoração de filhotes é um pouco brutal para quem observa, dir-se-ia, até mesmo para nós. No entanto, não há como discutir com os que renunciaram à razão. A força do gesto em qualquer das três modalidades pode compensar o trauma da plateia, já que é possível aprender imitando.

QUESTÕES INICIAIS, SUGERIDAS PARA O DEBATE DE "URSO — NA BAIXA":

A) Se a autora do texto afirma haver relação alegórica entre a imagem do urso, seus movimentos de ataque e os investimentos na baixa das ações, devemos acreditar nela?
B) A estrutura do texto traz para o urso preocupações de cunho humanista, liberal? Ou trata-se, antes, de um bicho neoliberal? Qual a sua verossimilhança, em se tratando da natureza?
C) Há contradição entre as preocupações do urso relativas à fome e seu apetite voraz? Como se dá neste texto a associação entre poesia e disposições interiores ao sujeito-urso?
D) Que sentidos podem ser atribuídos às preocupações linguísticas do urso, visto ser um animal sem capacidade simbólica? A quem se dirigem suas considerações abstratas e seus ensinamentos práticos?

[Interrompo a organização do material para contar que o coordenador da pós me telefonou. É meu amigo desde os tempos em que éramos alunos de Letras. Mandei a ele o programa do curso há exatos doze minutos. Deixou claro ser uma ligação pessoal, como colega, não como coordenador da pós-graduação. Na sua opinião, estou trabalhando contra mim, abrindo muitas brechas. Primeiro perguntou se aquilo era uma piada. Depois se disse preocupado com a minha saúde. Estamos todes exaustes etc. etc. Estava apenas dando sua opinião. Como colega, não como instância superior. Por que não reciclar um curso antigo, com os dois pés no chão e um pouco mais de resguardo? Fez um pequeno discurso sobre autopreservação, disse que não conseguia sequer imaginar as razões pelas quais eu me daria tal tiro no pé e concedeu-me, por amizade, mais vinte e quatro horas de prazo, caso eu quisesse concordar com ele e substituir a proposta de curso. Por fim sugeriu uma licença prêmio no próximo ano. Assim poderei cuidar mais de mim. Perguntei se ele estava citando a Rita Lee. Emendei num Raul: "É chato chegar/ a um objetivo num instante...". Ele se irritou, soltou um "faça-me o favor" e bateu o telefone na minha cara. Como dizem os alunos, decidi ligar o foda-se. Quero ver quem vai barrar o programa e bancar a fama de funcionário da censura.]

Formação: um céu por abismo

O psiquiatra não dá atenção quando falo do meu pangolim. Parece não acreditar em relações íntimas entre humanos e bichos. Aposto que, ao tomar notas, está na verdade fazendo a lista do supermercado da semana. Para ele, o dente da tragédia mora na infância. Me pede para contar de onde venho, quem foram meus pais, onde estudei, como se eu pudesse lhe entregar o passado à maneira de quem entrega um pacote do açougue, que ele pegaria e enfiaria no freezer. Digo que não consigo falar. Sugere que eu escreva. Uma biografia é sempre inventada, eu digo, mas ele não liga. Não importa, a imaginação é sempre sua. *Voilà*, sr. Barba Branca, que me enche dos remédios que lhe peço. Tudo tem seu preço.

Enquanto escrevo para ter direito a uma nova receita médica, acaricio de leve um pedaço da pele do meu bicho morto. O couro secou, mas as escamas não amoleceram.

Da Alice não tenho nem ao menos uma foto. Interrompi a organização dos textos para o curso porque a urgência dos remédios era maior. Para minha surpresa, Felício, meu gato, que eu imaginava ter morrido sob as rodas de um carro depois de fugir do pangolim, reaparece miando como se nada demais tivesse acontecido nos últimos meses. Troco a pele do pangolim morto pela maciez do gato redivivo. Pode ser que um novo estilo se anuncie.

1.

Nasci na marcha vagarosa do início dos anos 1980. Cresci a salvo. Tive uma vida comum. Minha família é das que tinham ido à inauguração do shopping Iguatemi enquanto o pau comia. Aos doze anos, porém, aconteceu algo que nunca contei. Digo a você em sigilo, porque palavras têm pontas; machucam, trasladam. Se eu não soubesse que estou delirando, diria que parte do meu cérebro tinha sido mastigada, alterando minha identidade. A verdade é que o passado foi tirado de mim de uma hora pra outra. Diante dessa enormidade, em vez de pesquisarem o que parecia ser uma doença, meus pais disfarçaram e tocaram em frente. Na guerra, a vida pode ser um substituto para a vitória, minha mãe gostava de dizer. De vez em quando eu folheava um álbum de fotos do colégio, inventando histórias em voz alta. Com clareza, lembrava apenas de um eclipse, numa noite em que a lua, com sua luz descorada, exercia uma obscura influência sobre nós. Meus pais, meu irmão e eu olhávamos o céu, e minha mãe falou que o eclipse criava uma película entre a casca do sonho e o asfalto. Nada voltou a ser nítido depois. Hoje, quando um novo eclipse acontece, as lembranças ressurgem, como ovos gorados.

O sobrado é familiar. Com ele, uma centena de olhares esguios, falas atravessadas, gestos de mímica, me põem em perigo. A sensação não é exatamente a de recuperar o tempo: alguns coelhos saem mortos da cartola. Para Felício é como se eu tivesse mudado de cheiro ou algo assim: de repente, após uma vida de doce companheirismo, meu gato me desconhece, emitindo sons de inimizade. Ou talvez Felício tenha mesmo sido atropelado e a vizinhança tenha decidido pôr em seu lugar um gato idêntico, para que eu tenha a ilusão de que ele voltou e de que estou em casa. Noutros momentos, o que deixa tudo mais confuso, Felício pisca para mim daquele jeito que só os felinos fazem, espremendo os olhos para demonstrar afeto e compreensão. Como tem três pálpebras, um mero piscar de olhos pode ser uma engrenagem muito expressiva; sobretudo quando o gesto acontece em câmera lenta.

Será coincidência piscar bem na hora em que começo a me lembrar? Estará do meu lado ou, pelo contrário, espreme a vista para me assombrar, como se alguém por detrás dele dissesse, "basta, chegou a sua hora"?

Não sei se você se lembra, Barba Branca, daquela vez em que me disse que nós, os quase normais, queremos viver, mas não a qualquer custo. Foi gentil da sua parte me contar que também toma antidepressivos. Retribuindo a delicadeza, lhe digo para tomar cuidado: quem ainda hoje mantém os olhos abertos tem motivos para temer.

2.

Ir à escola tornou-se um ritual de humilhação aos doze anos.

Não sou particularmente feia ou bonita. Na escola tudo que desejava era passar despercebida. O tormento começou quando o Bicudo, um loirinho de olhos transparentes, descobriu que meu pai me levava para a escola dirigindo um táxi. Espalhou pela classe que eu era pobre e me apelidou de Mortiça. Piorou quando percebeu que eu estava apaixonada pelo aluno bolsista, filho da secretária. Então, por diversão, resolveu infernizar de vez a minha vida, chamando ainda mais a atenção para as minhas olheiras.

— Oi! O que aconteceu? Você tomou um soco no olho?

— O que foi desta vez? Tomou um soco no olho?

— Você é engraçada, todos os dias parece que tomou um soco no olho, nos dois olhos, todos os dias parece todos os dias vem pra escola com um soco, todos os dias você tomou um soco no olho, tomou um soco no olho tomou um soco no olho tomou um soco no olho tomou um soco no olho? Vai, toma, vai, toma, vai, toma.

— Deixa eu ver de perto, vai, deixa eu ver.

— Larga de mim, moleque! — sussurrei pra não chamar a atenção dos outros.

— Não me chama de moleque, pode me chamar de Legião, porque somos muitos e um dia vamos desaparecer com você e com todos os roxos e podres! — ele ria. — Esse soco no olho todos os dias deve ter apodrecido a pele em volta dos seus olhos. Ou será que você está apodrecendo por dentro? Seu cheiro é igual ao cheiro do cachorro do meu vizinho quando morreu e ficou jogado no quintal por dois dias.

3.

Eu sei que você me acha paranoica. Gosta de diagnósticos. Te dão um prumo. É claro que o problema não era o Bicudo, um menino mimado e tolo como tantos outros que acreditam pagar o salário dos professores antes mesmo de terem pentelhos no saco. Vou chegar lá, se você tiver um pouquinho de paciência. Mas agora preciso interromper estas notas porque um cheiro forte de gás adentrou meu quarto. Vou até a cozinha e confirmo minha desconfiança: Felício não voltou, não é o meu gato Felício, puseram este outro bicho, ou simulacro de bicho, em seu lugar. Três das cinco bocas do fogão estavam abertas. Só pode ter sido ele, não há mais ninguém em casa. Felício é um agente. Sempre que cozinho confiro as bocas ao final, jamais esqueço alguma ligada ou fora do exato ponto em que a bolinha de cima coincide com o risquinho do ponto-morto. Mal comecei a contar o passado e eles já tomaram providências. Alguém leu no computador estas notas e está tentando me impedir de fazer o relato sobre os canibais. Perguntei ao Felício, pedindo-lhe sinceridade em nome dos velhos tempos. Ele espremeu os olhos em câmera lenta duas vezes seguidas. Por que duas vezes? Uma para confirmar minhas suspeitas. Outra para me dar uma pista: por mais que ele queira ser fiel à nossa amizade, não consegue controlar os movimentos nele programados para barrar minhas ações insurgentes.

A partir de agora só escrevo a lápis. Num caderninho. Com o fígado, se for preciso.

4.

Das coisas que ainda preciso te contar neste caderno de memórias (é possível que não tenha tempo de explicar em detalhes cada um desses itens; achei melhor registrá-los sumariamente, caso me aconteça alguma coisa — o que, aliás, faria você amargar a culpa por não ter me dado de uma vez a nova receita dos remédios, em vez de me fazer revirar o passado):

— O Marcelo Bicudo era apenas um fantoche na trama dos adultos. Julgava-se a salvo, com sua cara rechonchuda;

— Os adultos daquela escola tinham um único objetivo comum e secreto, em nome do qual atuavam como professores, orientadores, diretores e vice-diretores: devorar as crianças enquanto sua carne ainda estivesse fresca;

— Meus pais não me matricularam ali por acaso. Mandaram meu irmão a outra escola, apesar do trânsito implicado na locomoção entre os Jardins e a Aclimação, na congestionada malha viária da cidade de São Paulo, porque se preocupavam com a descendência;

— O professor de matemática era realmente apenas um professor e fez de tudo para me salvar; mas não sei dizer ao certo o que houve comigo: se apenas resetaram minha memória durante o eclipse ou se comeram um pedaço do meu cérebro;

— A Sociedade Antropofágica cresceu a ponto de formar um partido e concorrer nas últimas eleições. O prof. M morreu ou foi morto no ano passado. Não exumaram seu cadáver. O esquife foi lacrado. Meu irmão me contou sobre sua morte apenas cinco dias depois do velório, como se para mim o desaparecimento do professor não tivesse mais importância que qualquer outra notícia lida com atraso nos jornais;

— Talvez eu estivesse desde sempre a salvo, por julgarem haver em minha carne alguma parte estragada. Mas à época eu não imaginaria uma coisa dessas, a despeito das insinuações do Bicudo.

5.

"Você está podre por dentro." Depois de tamanha maldade não havia mais como eu ter esperança de dar limites à maledicência daquele moleque. Saí de perto antes que ele resolvesse expor à turma não só as minhas fatigadas olheiras de criança que aparta brigas dos pais durante a noite, como a hipótese sobre sua causa primeira. À distância, enquanto fingia me concentrar na lição de classe, pude ver com o canto dos olhos a professora de geografia dando-lhe tapinhas nas costas.

— Bom trabalho, garoto. Continue infernizando a menina. — Depois acrescentou, em voz baixa: — Olhe aqui para o caderno, finja que está feliz com os elogios pela tarefa de casa.

Eu sei bem o que você vai dizer. Se cuidavam de disfarçar seu verdadeiro intento era porque ainda temiam alguma força oposta significativa. Concordo com você, Barba Branca (e acrescento de passagem que você é o Pollyano mais tesudo que vi na tela desde o início da pandemia, mas que cobrar setecentos e cinquenta paus por uma consulta de quinze minutos é de quebrar o cu de qualquer trabalhadora honesta). Ergui os olhos numa reação involuntária. A prof. G esboçou um quase sorriso e me deu uma piscadinha.

(Confirmado: Felício faz parte da conspiração; piscar o olho é um código deles desde aquela época.)

Finalmente o sinal do recreio tocou. Saímos correndo da sala de aula. Ao atravessar o corredor acarpetado onde outros professores já se enfileiravam em frente à garrafa térmica de café, notei que iam etiquetando mentalmente cada uma das crianças a caminho do pátio. Olhando o traseiro gordinho de um, o professor de ciências sorriu, — Uma rochinha, o Pedroca! —, ao que a de história retrucou, apontando para o aspecto longilíneo de uma aluna à qual dera o apelido de "mesopotâmica": — Esta é a rainha dos ossinhos!

Como você sabe, civilizações antigas não só sabiam das propriedades fortificantes do tutano, como chupavam pilhas de ossos para se erguerem.

Notando meu olhar enxerido, a prof. H puxou de volta os lábios entreabertos por um sorriso:

— Você está com um cocozinho nos olhos — disse.

— O quê? — perguntei, mais por desconcerto que por incompreensão.

— Um cocozinho. No olho esquerdo. Tire-o.

6.

Não foi fácil o recreio naquele dia, nem nos próximos. Os meninos, agrupados, me encaravam como se fossem fazer alguma coisa, mas não faziam nada, tampouco me respondiam quando eu me encorajava a perguntar qual era o problema. Somente W, o filho da secretária, falava comigo, aproveitando a confusão da hora da saída, longe da vista dos outros.

— Não posso ser visto com você. Se souberem, posso virar alvo também.

— O que eles querem de mim, W? Estou ficando com medo.

Um dia não me aguentei e disse a eles, colando meu olhar no do Bicudo:

— Eu sou uma menina legal, tá? Vocês estão enganados. Tenho muitos amigos fora daqui.

Não adiantou. Mas, ao que tudo indica, depois de alguns dias descobriram que minha mãe era vegetariana, pois passaram a me olhar de um outro jeito, como se também me temessem.

7.

Enquanto redijo estas notas para você, vejo que Felício está impaciente. A vizinha dedetizou o apartamento ao lado. Baratas zonzas entram pela fresta da porta da cozinha. Vêm morrer na boca do gato, mas ele as recusa. Brinca com cada uma por volta de quinze minutos, jogando-as de um lado para o outro com as almofadinhas das patas dianteiras. Depois de observar suas reações, não as come. Quanto duram quinze minutos para os gatos? E para as baratas? E para mim, quanto duram quinze minutos enquanto redijo para você estas notas, presa à escala zoológica do apartamento? Gatos são considerados sádicos por muita gente. Eu discordo. São cientistas, testam tudo antes de atenderem aos impulsos. Mesmo quando têm fome. As baratas não passam no teste de qualidade, respondem lentamente, têm um cheiro estranho e, se mal têm energia para tentar fugir, não farão bem ao organismo. O exame é honesto, as conclusões, claras. Se as baratas são as sereias, os gatos são Ulisses, o desconfiado.

Abro uma lata de atum para consolá-lo. Gostaria que tudo voltasse a ser como era antes. Por outro lado, não posso desdenhar o valor da verdade, mesmo que seja doída. Do que era antes, queria ter de volta a plena certeza da amizade de Felício.

8.

Felício comeu vorazmente o atum e vomitou-o em seguida. Odeio quando faz isso. Parece oscilar entre a sabedoria sagrada de sua espécie e a tolice de um cão. Deve, sim, ser uma réplica malfeita do meu bichano.

Concluo que me dá trabalho de propósito, para me desviar do outro trabalho, da memória. Pego um pano, álcool setenta por cento, luvas descartáveis; recolho a massa estomacal enfeitada com pelos. Pensando bem, até o vômito tem razão de ser. É preciso expelir o que obstrui o bom caminho. Talvez tenha me enganado com relação a Felício. É ele mesmo e tenta me avisar que os canibais não morreram. Ligo a televisão e vejo que o prof. C acaba de ser nomeado ministro da Educação. Agora proíbe às crianças a leitura de tudo que possa lhes ensinar algo sobre seu próprio corpo e como defendê-lo.

9.

Felício começou a se lamber com fúria faz uns dez dias. Insistiu tanto no gesto que uma ferida foi se abrindo em carne viva. Pareceu-me que estava gostando de saborear o sanguinho arrancado à lixa e à repetição. Bichos domesticados costumam ir da histeria à neurose obsessiva num lindo *échappé*. Como sou contra o uso daqueles abajures que os veterinários mandam prender ao pescoço dos pets para protegê-los de si mesmos, apelei para o expediente de lhe dar uma lata de atum no almoço, para ver se conseguia distraí-lo da autofagia. Sei bem o quanto gatos mimados gostam de chamar a atenção. Carol, minha amiga, já teve doze felinos ao mesmo tempo e, como em tal contexto seria impossível receber tanta atenção a ponto de esquecerem que são bichos, nenhum deles se flagelava. Pelo contrário, às vezes o grupo decidia hostilizar um deles, a fim de comer mais ração, enquanto o maltratado se chateava pelos cantos tentando adivinhar o que teria feito para merecer arranhões e mordidas, quando na verdade não tinha feito nada além de existir num pequeno quintal cheio demais. Ocorreu-me, entretanto, que Felício estava tentando me dizer alguma coisa.

Quando me trouxe entre os dentes pela segunda vez um pequeno naco da própria carne, tive a ideia de tentar restabelecer entre nós uma linguagem mais clara, pela qual eu pudesse entender o que ele se esforçava por comunicar. Com o auxílio de um copo e de um abecedário formado por pecinhas de madeira, ensinei-lhe um jogo de criança. Posicionei o copo no centro do abecedário que dispus em círculo. O gato tomaria, no jogo, o lugar do espírito, que baixava, transcrevendo mensagens do além. Apostando que tivesse tanta curiosidade de experimentar a linguagem humana quanto eu tinha de entendê-lo, fui mostrando, com gestos que mimetizavam os dos espíritos, como mover o copo. Ele me imitava com o auxílio da patinha, passeando pelas letras num gesto de reconhecimento.

— Presta atenção, Felício, vou te ensinar a falar.

Entendi que ele havia compreendido quando piscou para mim três vezes seguidas, movendo depois o copo. Felinos são naturalmente mediúnicos, por isso compreendem todos os idiomas.

O copo foi deslizando pelas letras, de início rápido demais para que eu pudesse acompanhá-lo, mas em pouco tempo eu já podia perceber as pausas e recompor as palavras com as letras indicadas.

— Fantástico! — eu disse, sentindo a mesma excitação que devem sentir as crianças quando um espírito começa a se comunicar com os terráqueos, auxiliado pela energia de todos que tocam de leve a superfície do vidro, ou pelo gesto clandestino daquela que rouba só para ver a reação das outras, empurrando o copo com o dedo e costurando mensagens assustadoras. Por um instante, porém, um calafrio percorreu meu corpo e temi o que poderia acontecer depois, quando não fosse mais do meu interesse jogar e eu não pudesse desensinar-lhe essa forma de se comunicar comigo.

— Vamos lá — Felício escreveu —, você tem direito a três perguntas.

Para esquentar a conversa, gastei a primeira chance perguntando como é possível que os gatos nasçam sabendo enterrar as próprias fezes na caixa de areia, sem para isso precisarem aprender o que é a civilização.

O copo não se mexeu, não sei se em sinal de desdém pela baixeza da pergunta ou por qual razão, e assim gastei a segunda chance perguntando se ele não tinha me entendido, ou se não estava disposto a responder.

O copo se moveu rapidamente pelo abecedário.

— EXIJOUMALATADEATUMPORLETRA.SEITUDOSOBREASUAVIDATRANSASCOMBICHOSAULASDOPADADANCINHAPARAOVIZINHOCOMBODYTRANSPARENTESEMCALCINHA.

Assenti, calculando já lhe dever cento e vinte e três latinhas de atum. Insisti para que respondesse à pergunta.

— DESCONHEÇORESPOSTASASSIMCOMOPOSÊIDONDESCONHECEOSMARESSENTADOÀESCRIVANINHAFAZENDOCÁLCULOSNOCHÃODESUASÁGUAS.

Mais cento e cinco latas. Disfarcei o espanto, mas apreciei sua disposição para a piada.

— Deixe a primeira pergunta pra lá. Preciso saber uma coisa, peço sinceridade. Preciso saber se você é o meu verdadeiro gato Felício.

Desconfiando que a questão estivesse mal colocada e temendo ter perdido a oportunidade da terceira pergunta (Felício possivelmente responderia que não era meu, pois os gatos não pertencem a ninguém), emendei com esta, mais direta ao ponto:

— Quem o enviou até mim, para que me observasse?

Impulsionando o copo com uma calculada patada que o fez apontar primeiro na minha direção para depois percorrer novamente as letras, Felício respondeu, confirmando sua natureza de oráculo, bem como sua amizade por mim:

— SABERNEMSEMPREÉAMESMACOISAQUESABER.PODE CHAMÁ-LOSDECANIBAISSEQUISER.MAIS64LATASDEATUM. CONTANDOCOMESSAOBSERVAÇÃOMAIS44LATAS.TOTALIZANDO336LATAS.CONTANDOCOMESSECÁLCULOMAIS42LATAS.TOTALIZANDO378LATAS.

CONTANDOCOMESSECÁLCULOMAIS36LATAS.TOTALIZANDO414LATAS.CONTANDOCOMESSECÁLCULOMAIS36LATAS. TOTALIZANDO450LATAS.CONTANDOCOMESSECÁLCULOMAIS36LATAS.TOTALIZANDO486LATAS.CONTANDOCOMESSECÁLCULOMAIS36LATAS.TOTALIZANDO522LATAS.CONTAN

Interrompi com um grito. Felício parecia um computador bugado.

10.

Na escola, ao passar de volta pelo corredor acarpetado em cujas margens sentavam docentes e orientadores, o prof. M, à guisa de aviso, me disse certa manhã, pausadamente, enquanto segurava meu rosto:

— Zoios de jabuticaba!

Não dei sinal de cumplicidade, tampouco agradeci. Afinal, também ele chamava a atenção para as malditas olheiras, visto não serem negros os meus olhos, mas castanhos. Na hora não entendi, hoje não há dúvida de que tentava me alertar sobre os canibais. Olhos de ja-bu-ti-ca-ba. Mesmo que a jabuticabeira tenha muitos olhos, são todos cegos, com aquela gosma branca dentro.

11.

Agora entendo o quanto o fato de minha mãe ser vegetariana os atormentava. Era como um erro no sistema fechado segundo o qual todos precisavam de carne, a ponto de aceitarem comer uns aos outros. A sobrevivência de um único ser humano sustentado por folhas e grãos guardava um potencial de desobediência completamente inadmissível ao projeto ali em teste. Escola experimental ***.

A premissa carnívora foi apresentada pelos professores e pela diretora em pessoa. Surpreendeu-me a cara lisa com que expuseram argumentos absurdos. Cochichei com uma colega para adverti-la, mas ela me olhou como se fosse eu a desequilibrada. A vice-diretora, por sua vez, fez um gesto obsceno, julgando que, por me virar para os lados (na verdade eu procurava algum sinal de espanto), não estava prestando atenção. Me apontou o dedo do meio. Se a língua dos expositores fosse imediatamente roída por uma praga bíblica a cada palavra venenosa que pronunciassem, talvez as outras crianças compreendessem o espanto vazando pelos meus olhos. Àquela altura, já estavam todas anestesiadas e logo muitas terminariam sua curta vida entre os dentes dos lobos.

Quanto a mim, não condeno a conjunção astral que produziu o hiato em minhas lembranças. Para me manter viva precisava, infelizmente, perder a memória recente e parar de me arriscar. Fechadas as janelas da desconfiança, acreditei ser o Bicudo o motivo da minha vontade de mudar de escola. A lua agiu como um cirurgião nos antigos manicômios, mas, apesar dos pesares, posso dizer que o primeiro eclipse me salvou. A vida às vezes vale mais que a vitória, e certamente vale mais que a derrota.

12.

A cena é absurda, mas agora me lembro como se fosse ontem: a diretora explica em alto e bom som que a carne do topo da cadeia alimentar é, por razões evidentes, a mais nutritiva — o cérebro e as capacidades humanas desenvolveram-se a uma imensurável potência depois que o Homo sapiens passou a comer seus semelhantes. Que a seleção natural da espécie pela cadeia alimentar ressurgiu milagrosamente como saída para evitar a coletivização da riqueza e a conseguinte baixa do padrão de vida. Aproveitou para dizer que não por acaso os comunistas comiam criancinhas.

13.

W, meu namorado, tinha desaparecido no ar. A secretária vagava pelo colégio feito um zumbi. Havia método na aparente casualidade. Primeiro, o bolsista. Depois, a filha da vegetariana. Bicudo, filé-mignon suíno, seria deixado pra ceia de Natal.

Pergunto-me como minha mãe, consciente de suas opções alimentares, pôde concordar em matricular-me naquela escola. A hipótese de que ela de nada soubesse é inválida, do contrário não teria posto meu irmão noutro colégio. Tanto mais levando-se em consideração o trânsito na cidade de São Paulo e o preço da gasolina no início dos anos 1990.

Provavelmente sofreu ao ter de optar entre um dos filhos. Mas conformou-se depois ao ser lembrada pela diretora da instituição de que os seres humanos desde sempre comeram a carne uns dos outros. Principalmente em situações emergenciais, fato do qual o escritor Lu Xun dava notícia ao Oriente já na década de 1920.

Engana-se quem inferir da leitura destas notas que eu guarde mágoa da minha mãe. Pelo contrário, pressionada do mesmo modo, também eu teria optado por salvar o filho mais jovem e mais magro.

14.

O desaparecimento de W causou certo rebuliço. Vendo a secretária chorando pelos cantos, as crianças se puseram a fazer perguntas. O Bicudo trouxe notícias extraoficiais: tinham deixado a mãe do menino sem almoço; decerto pra desviar as energias, do coração e da mente, para o estômago. Também como castigo por ter ameaçado fazer um B.O. sobre o sumiço do filho. A diretoria declarou não ter a escola nenhuma ligação com o que habitualmente se passa nas periferias de São Paulo (embora todos se lembrassem de ele ter desaparecido durante o recreio do colégio na quarta-feira anterior). Dois dias depois, S, a mãe de W, zanzava tranquilamente pelo corredor acarpetado, até a sua salinha, como se nunca tivesse tido um filho. Eu apostaria que ela preferisse a morte por arsênico.

15.

A partir da sexta-feira até mesmo o nome de W tinha sumido das listas de chamada. Guardei o bilhetinho de amor em letra cursiva como prova concreta de sua existência.

— Quer namorar comigo?

Em seguida, dois quadradinhos a assinalar: "sim" ou "não". À época não respondi por escrito, aceitei com uma piscadinha, que me parecia um gesto inocente.

16.

Como fiz para desaparecer daquele colégio antes que me comessem?

17.

Felício, ou o falso Felício, se enrosca em minha perna e mia repetidamente. Quando pergunto o que quer, dá três passinhos em direção à água e à comida, na entrada da lavanderia. Sigo-o para servi-lo. Às vezes parece o mesmo de sempre. Outras vezes, não. Pergunto-me se já existiu algum gato que, fechado num apartamento com um semelhante, por falta de alimento comesse o amigo, ou o inimigo. Trata-se de uma falsa questão, evidentemente morreriam de sede antes de tudo. Mas e se uma torneira ainda pingasse no imóvel abandonado pelos donos, o que fariam os gatos?

18.

No último dia de escola, enquanto repassava comigo uma equação de álgebra, o professor de matemática me contou que durante a guerra na Europa algumas escolas pintaram em seus telhados: "ESCOLA, NÃO ATIRE!".

Perguntei como faziam no caso de guerras contra a própria população.

— A mesma coisa — respondeu. — Num telhado cabem muitas mensagens, mas quase sempre é preciso que alguém esteja voando para lê-las.

Depois dessas palavras, passou a mão em minha cabeça cujo topo, àquela época, batia na altura da sua clavícula. Perguntei se poderia me ajudar segurando a escada e me passando o balde de tinta quando eu estivesse no alto.

— Nos encontramos por volta das oito da noite no portão. Agora vá aproveitar um pouco o recreio, Zoios de jabuticaba.

Aquela foi a última noite antes do primeiro eclipse.

FIM

Envio o texto ao Barba Branca por e-mail. Na consulta on-line ele me parabeniza pelo esforço, enquanto exibe um sorrisinho escamoso, parecido com o do pangolim. Digo-lhe que o passado não é uma ignição para a cura. Pelo contrário, a memória trabalha a vapor. Fiz a minha parte, tenha a inteireza de fazer a sua. Conto-lhe também que meu coração ganhou uma nova rachadura. Hoje foi a última vez que vi Felício, o verdadeiro ou o falso. Pela manhã ele havia desaparecido novamente e, depois de rodar o bairro à sua procura, fiquei sabendo pela vizinha que havia um gatinho estatelado no asfalto a três quadras daqui. O corpo rígido tinha o tamanho e a pelagem tigrada do meu gato, assim como as almofadinhas bicolores sob as patas. Sinto sua partida, que meu coração diz ser verdadeira. Em nome dos anos juntos, enviei com tristeza seu pequeno corpo ao crematório de bichos em Santo Amaro. Felício coube num saco de cinquenta litros, desses comuns.

Agora você me dá os remédios e eu deixo de uma vez por todas as lascas de passado irem embora, junto com Felício, Alice e o pangolim, enquanto tocamos o barco.

Quimera

Todos me olham, o que, por um lado, é o que desejamos a vida inteira, por outro, é constrangedor. Todos pararam para me observar. Olham de cima para baixo, porque estão de pé. Ninguém se atreve a pôr as mãos em mim. Talvez temam minhas garras de fora, mesmo no corpo inerte. Mais que o sangue preto coagulado no asfalto.

Não consigo me mexer.

Oito, sem contar o cara lá de trás, o de óculos escuros, grisalho quase branco, passando a língua nos beiços. Também sem contar a pequena multidão emperrada atrás dos oito, com pressa de seguir adiante. O cara de trás olha pro outro lado e em frente, não para baixo. Olha na direção dos que não pararam, aqueles para os quais meu grupo de espectadores é um pequeno estorvo. Porém sua expressão diz o contrário: nem com isso, com a obrigação de seguir, ele se preocupa muito. Sua diagonal é a mesma do homem invisível, de quem só consigo ver o antebraço, saindo da camisa deselegante. Se a cena é em São Paulo, o homem cortado certamente não tem emprego fixo. Trabalha fazendo bicos e ganha pouco mais do que ele computa como "as vantagens da informalidade". Talvez finja orgulhar-se disso na ceia do dia 24 de dezembro, quando o irmão vem com o terno do trabalho porque não teve tempo para uma ducha. Na verdade, o irmão quer mostrar que não teve tempo, porque o seu tempo é dinheiro, vale mais que o dos outros. O irmão está desempregado há seis semanas, todos sabem, na roleta-russa do Papai Noel o tambor gira seis vezes por bala, mas ele ainda tenta manter o teatrinho. Se não puser o pescoço para fora do terno não precisa dar satisfação a ninguém, mesmo sabendo que eles sabem que ele sabe que eles sabem.

Não sei por que gosto de olhar primeiro o que está no canto do olho. A mulher de azul. Até um segundo antes da morte sou assim. De esguelha. Talvez pela beleza da palavra.

— Se você não se levantar do chão em três segundos, conto pros seus pais hoje mesmo.

A de cabelo com *frizz*, nariz grande, lábios finos como se não tivesse mais nada a dizer, dar ou exigir, senão com o olhar duro. Essa de azul. Ora, eu não tenho pais, sou filha da ilusão! A de vermelho pode ser sua irmã mais nova. O nariz e a boca fina em curva descendente sugerem que são irmãs, companheiras no rancor de uma vida toda. Quem mais comeria os próprios lábios? Com o passar dos anos mastigaram silenciosamente a carne até quase desaparecer.

A mulher no centro, de tailleur bege — não bastasse ser um tailleur, não bastasse ser bege, era preciso somar numa mesma direção —, é a mais satisfeita consigo mesma. Olha meu corpo desde o alto do seu esqueleto, nem gordo nem magro, recoberto com dignidade. Que palavra, quero só ver quem ousa pronunciá-la no ar dos tempos! É a única a sorrir. Posso ler seus pensamentos, ou melhor, um único, escondido na coxia, por detrás de todos os outros: basta ser humana, segurar com firmeza uma bolsa de couro de crocodilo, ou de náilon, ou de couro ecológico, apegar-se a este ou a qualquer outro mastro, para estar por cima de mim. Ela se julga viva e sorri para o contraste com meu corpo inanimado, quase asfalto depois da madrugada colado ao chão. Quem decide se estou morta? Há quanto tempo?

A plateia se dispõe em curva, imitando a superfície do planeta. Continuo a observá-los em contramergulho, como num filme ou num sonho. É preciso encarar os fatos: nem filme nem sonho, e deste à vigília, já foi possível imaginar algo melhor.

No canto esquerdo, pouco acima das cabeças, quatro estrelas de plástico, ou de papelão amarelo espelhado, perto demais para estarem mortas. O Natal não foi cancelado. A cidade está enfeitada para o cortejo de fim de ano. Minhas asas quase se mexem com o pensamento. Mas não. Eles não estariam tão confiantes em duas patas se percebessem algum movimento. As asas coladas ao chão com sangue e penas, as asas cortadas pela fiação da avenida Paulista, quase em frente ao Conjunto Nacional, pesam tanto quanto vinte sacos de farinha. Já eram enormes, agora ganharam em peso mais do que muitos acumulam durante a vida.

O céu natalino é maciço como asfalto, entretanto ninguém olha pra cima ou abre um guarda-chuva contra o chumbo de Marte que vai cair já já. Se me levanto e bebo a tempestade, posso cravar as enormes garras em seus dorsos e, com o que resta das minhas forças, erguer a cabeça sobre seus rostos ridiculamente humanos.

Alguns preferem voltar as costas para essa visão. Têm suas razões pra tanto. Fosse um passarinho, a imagem podia ser doce, comovente até. Com dois metros e patas peludas, torna-se assustadora. O bico adunco, partido ao meio, deve ter se afiado ao choque do chão duro. Espicaçaria em poucos segundos o fígado do moço no ponto de fuga à direita, ladeado pela mulher de saia rosa, blusa rosa e casaco laranja, em cujo corpo mesmo as cores fortes se apagam. O moço olha pra mim no seu melhor ângulo, brilhoso, a quarenta e cinco graus, como se eu fosse a câmera profissional da revista *Vogue*, na oportunidade da sua vida. Do outro lado, seu lado esquerdo, ou o meu direito, o senhor de bigodes à Hitler usa um quepe da cor creme, ornando com o uniforme (deixou o paletó aberto, pensando garantir assim a indulgência de alguém no tribunal da história, ora, faça-me o favor). Em sete segundos eu devoraria e cuspiria de volta os três fígados vivos.

Separada deles todos por um vão também curvilíneo, que me garante algum fôlego — senão aos pulmões, pelo menos ao olhar —, a última mulher da curva, a da direita e, depois de outro intervalo, este mais breve, o homem de terno escuro, com cabelo à James Dean, à extrema direita, completam o meio compasso ao qual no momento se reduziu o universo. Triste fim, dirão meus amigos.

Todos me olham com indiferença e indiferentes nem sequer percebem que suas diagonais se cruzariam dali a quatro passos. Pouco importa. Enquanto seus pés afundam devagar no betume amolecido pelo dia, consigo erguer uma única garra e com o ar que me resta pergunto ao aspirante a modelo de revista se eles não se incomodam com as bestas monstruosas, assomando sobre os rostos humanos como chapéus de abas largas sombreando o destino. Por que me olham, colada ao asfalto, em vez de olharem sobre suas cabeças as próprias monstras? Ele me responde com espanto não saber do que eu estou falando, donde concluo não terem consciência das outras Quimeras, coladas a eles como parte de seus corpos.

Escrever como aquele enfermeiro trancado no hospício da cidadezinha alemã

Quando recuperei parte da memória, combinei com o Barba Branca de tentar todos os dias pôr no papel algumas linhas antes de dormir. Assim perfuro eu mesma a minha cabeça e deixo escorrerem algumas coisas. Insetos voltaram a aparecer pelo chão. Ao que tudo indica, têm mais vidas que os gatos. Se Felício estivesse aqui os comeria. Depois me daria algumas lambidas com sua linguinha áspera feito lixa, à guisa de ajuda com minha higiene. Se o pangolim também estivesse vivo e não o ameaçasse, em agradecimento pela refeição Felício lamberia uma por uma as suas escamas, em sentido longitudinal, verificando cada reentrância, mesmo que saísse da tarefa com a língua toda escalavrada. Preciso conseguir pôr Alice no papel, envelopá-la, tirá-la do limbo dos mortos que não morrem.

As consultas com o Barba Branca seguem de quinze em quinze dias, atingindo a meta canalha de quinze minutos cada uma. Potência média para seu motor 1.5 com ejaculação precoce na foda remota. Me pergunta se ainda vejo canibais na fila do pão de manhã. Se tenho tido pesadelos com Alice, se meu pangolim voltou da Mata Atlântica, se Felício era um gato ou um inimigo imaginário, parido por condensação de traços de seres diversos. Mando-o à merda três vezes. Eu te pago e você acredita em mim, ok? O professor Google esclarece que o gozo masculino numa relação heterossexual entre humanos acontece entre trinta e três segundos (leu bem) e vigorosos quarenta e quatro minutos (há quem). [Sic] Em média a relação dura 5,4 minutos. Alice foi minha primeira relação homossexual. Com voz melíflua o Barba diz que voltei a ficar agressiva e que isso não é bom para ninguém. Fodam-se os outros. Mas dele ainda dependo. Inspiro fundo com todos os buracos do corpo e respondo que o pangolim já era, que os pesadelos estão dando uma folga graças ao Exodus. Quanto aos canibais, digo que deixei de ir à padaria depois do novo aumento de casos de Covid, quando a cidade voltou ao alerta vermelho; assim encurto o assunto e não preciso decidir se os canibais existem ou se passei a vê-los apenas para convencer a mim mesma de que tinha imaginação suficiente para convencê-lo a me dar a nova receita dos remédios.

A história ia se chamar "Alice na quarentena". Gosto mais da ideia de contá-la aqui do que para o Barba Branca, que anda pegando meio pesado comigo, provavelmente tentando recuperar o falo depois que comi seu pau no sexo on-line. Falar de Alice não é fácil. Escrevo deitada, rente ao vão da porta. Primeiro pisoteio as formigas, o que só serve para agitar o formigueiro sob o assoalho. Alice me deixou no chão ao qual agora me colo. Mais seguro que os despenhadeiros da rima para amor. Desculpem a pieguice. Tenho urgências e faltam palavras. "Há uma ceifeira, de nome Morte. Então afia sua foice, que agora corta melhor. Cuida-te, florzinha azul."

Enquanto escrevo, uma mensagem de e-mail entra na tela, interrompendo minha concentração, que já é uma caca. O coordenador insiste na licença prêmio, acha recomendável evitar o ridículo. A esta altura do campeonato? Fala sério. Lembro daquele enfermeiro que trabalhava num manicômio na Alemanha. Nos dias de visita, recolhia os barbantes que amarravam os embrulhos trazidos aos internos, desfazendo seus nós ao final do expediente. No tempo em que conheci Alice, tomei emprestado dele o hábito de me sentar ao lado da minha companheira de apartamento antes de dormir, desenrolar algumas lãs e desfazer os nós. No dia seguinte estavam ali novamente graças ao Felício, que os emaranhava com graça. Carol reclamava dizendo ser um hobby meio nervoso. Sim, às vezes me tirava o sono. O enfermeiro, porém, estava em posição pior. Trancado por ofício.

A prática da vida aconselha a colocar as obrigações acima das emoções. Ainda não terminei a seleção dos textos para o programa de pós, vou dar um jeito nisso já. Talvez assim nunca cheguemos ao que interessa, mas entre o coração e o sexo, um pouco acima deste, à direita e à esquerda, ficam os bolsos da calça. Seleciono mais um conto sobre investimentos pessoais, tchá-tchun, como diz uma colega, para completar o primeiro mês de curso. Quando conseguir passar menos tempo deitada, irei até a estante de livros e acrescentarei ao material alguns outros. Ainda não lhes contei quem foi Alice, mas prometo, a quem interessar possa, fazê-lo na sequência.

ANEXO 2: INVESTIMENTOS PESSOAIS

B(Ô)TA — NINFOPLASTIA

Imagina só: eu peladinha deitada na maca, abrindo com minhas próprias nadadeiras os lábios para a veterinária examinar. Ela com a cabeçona quase lá, entrando de tão perto. Eu tinha dito que ficaria mais à vontade se eu mesma pudesse afastar a pele. Ela foi fofa. Claro, aqui a gente só faz o que você autorizar. Aqui é você quem manda. Seu corpo, suas regras. Mas meu corpo não queria saber. Por mais entregue que eu estivesse naquela posição de barriga pra cima, os pequenos lábios permaneciam juntos, fazendo bico.

Não é que antes eu não tivesse notado. Eu reparava nas das outras bôtas, diferentes na cor, na textura, no formato, principalmente no tamanho, mas não me importava com isso até começarem a fazer bullying comigo. Minha xana tem a pele grossa, áspera, rugosa, e por isso, para as senhoras representantes da Liga das Bôtas Casadas, era como se eu carregasse entre as pernas um sinal de caráter. Bagos murchos, elas diziam. A malícia chegou aos ouvidos dos meus filhos, que se sentiram diferentes dos outros, talvez mais tortos, mais indecentes ou mais viscosos que os outros por terem saído dali. Aos poucos, me fizeram sentir vergonha do meu corpo.

No começo era só trolagem, os machos riam, mas não deixavam de me visitar. Pelo contrário: um contava pro outro que contava pro outro, até que fiquei com uma carteira enorme de clientes. Riam, gozavam e me queriam cada vez mais. O debrum e o pino do tamanho de um minipinto (muito melhor que um pinto) eram sucesso total. Comecei a cobrar mais e ainda assim tinha o triplo da procura. Virei a *belediju* do riachão. As bôtas foram ficando mais e mais irritadas. Quando troquei o constrangimento pela vontade de me exibir, elas surtaram de vez. Alguns caras pagavam só pra ver. Elas começaram a pegar pesado: me chamavam de descarada, de machista, de feminista, jogavam peixe podre na minha quebrada, nenhum filhote podia mais nadar com os meus filhotes. É justo? Foi quando os botos caíram nessa conversa mole que elas espalharam sobre o feitiço viscoso da minha boceta. Fiquei com medo por causa da minha família, como eu disse, medo de ser cancelada e não poder mais viver do meu corpo. Até que aconteceu, não vinha mais nenhum cliente me procurar. Então tive que encarar a doutora.

A doutora é das que acham que Afrodite nasceu da espuma do pau de Urano. Lamenta meu incômodo com o que a natureza me deu, enquanto vai insistindo nas vantagens da cirurgia. Não tenho culpa, foram seus pais que a fizeram assim. A ninfoplastia é simples, uma operaçãozinha de nada, ela sorri com seus dentes de portas fechadas, entremordendo a linguinha especiosa — em poucas semanas você vai ter uma xoxota de menina. Até as machas vão te cobiçar. Me diga, quanto vale uma bacurinha de menina num corpanzil experiente?

Para despistar ela conta a história de Kali, a tesuda, enquanto enfia um dedo de cinco falanges na minha intimidade para medir o nível de lubrificação. Explica o poder de atração da deusa, comparando-a com um buraco negro e, enquanto observo a gosma branca de saliva que se acumula nos cantos dos lábios conforme ela fala, aperta com tudo meu baixo ventre, sem aviso-prévio, para espremer mais líquidos dali de dentro. Cuzona, eu penso e digo sem querer enquanto ela faz a manobra. Calma, amiga, já já você vai me agradecer. Ninguém sai insatisfeita da minha maca. Na despedida, beija os próprios dedos, indicador e médio, e os encosta de leve na minha bacorinha já coberta. Saio do consultório humilhada, dolorida e decidida a encarar a cirurgia.

Fico me examinando com o espelhinho lá na outra margem do rio, pra ninguém ver o meu sofrimento. Se minha tez não fosse rósea, o marrom dos lábios lá embaixo apareceria menos. A pele, na verdade arroxeada, cheia de vasos sanguíneos, se estende para além dos pequenos lábios, demarcando o terreno do playground. Flácida, enrugada, como uma velha de molho num rio quente. Não sou eu, são elas falando dentro da minha cabeça. Dizem que tenho tantas dobras quanto o olho do diabo. Falam porque são recalcadas, sabem o quanto os machos delas dariam só pra se aliviarem num metox comigo.

A doutora tirou uma foto e no mesmo instante projetou a minha boceta ao lado de uma pepeca clarinha, novinha, quase sem lábios. Olha aqui. O que você acha? A cirurgia é baba, ela disse sem notar o trocadilho ridículo com a saliva secando nos cantos dos seus próprios lábios, o que dava um clima de obscenidade para a coisa toda. Com uma varinha de fada eu ponho um filtro mágico e seu porta-joias vai parecer o de uma garotinha.

Normalmente não me importo com essas coisas. Por exemplo, o furo lá no alto da cabeça, eu acho deselegante, mas deixo pra lá. Não é como o furo na nuca da pérfida Iara, escondido pelos cabelos à espera de devorar os homens. Tenho pena dela. Antes do bote, só pode amar de frente.

O que a natureza tira com uma mão, dá, porém, com a outra. A boceta da Iara é clara, pequena, recolhidinha — sem estas orelhas de elefante batendo no meu rabo a cada movimento —, simétrica como uma concha, contrastando com o monstro no cangote. Só vem!, diz a boca cheia de fervores. Ela pega muita gente e no fim do mês consegue até economizar algum.

Tô ligada que a veterinária é uma frustrada também, mulher de zoológico, cheia de pelos e dentes por dentro. Mas também tô sabendo que os idiotas gostam dos peitões inflados, do traseiro duro, da ostra branquela, e a gente lá em casa precisa comer, e para comer preciso vender minha tchorna pra eles comerem, e assim a gente deixa um rio melhor pros filhotes. Não tô de otária, não, eu só confiei porque li a ambição nos olhos dela quando viu na minha boceta a sua chance de se tornar celebridade no ramo. No mínimo ela pensa que vai melhorar a natureza. Que é uma artista. Que o corpo dela é menos vendido que o meu. É precária, uma anta, mas tô precisando dos serviços dela.

Graças a Deus meu boto me entende. Pra ele não tenho que ficar me justificando. Ele me conhece de trás pra frente. Eu nunca teria pensado nisso só pelas minhas ideias. Se tô pensando em operar o rolê é porque preciso dar a volta por cima. Tô pensando na gente. Eu nunca deixaria a minha família, nem se ela me prometesse trinta xerecas novinhas, como os buracos daquela máscara indígena das visões, a que tem olhos no corpo todo, além dos dois na cabeça. Só que no meu caso iam ser buracos mesmo. Túneis com entradas cor-de-rosa, já pensou? Eu ia dar pra muitos caras ao mesmo tempo. A bôta fodona. Pensa no dinheiro. Na magia do lance. No feitiço. Na trapaça. A gente ainda vai melhorar de vida.

Acredita que a doutora me perguntou por que eu trabalho? Por que não fico nadando e comendo e cagando e soltando aquelas risadinhas estridentes como uma bôta qualquer. Eu disse: como a senhora é uma pessoa de respeito e sei que não tá tirando comigo, uma pessoa que merece explicação porque não tem obrigação de entender da natureza dos bichos, vou lhe contar. Trabalho porque preciso alimentar os meus filhos, porque não tem mais comida de graça nos rios. Então expliquei também que a gente não era preguiçoso, que tentamos pelos próprios meios, mas não deu pé. Por isso precisávamos da ajuda da ciência. Contei pra ela a arte do meu boto, a tentativa de resolver o nosso problema criando uma boceta dentro da boceta, de modo que a entrada pro playground não tivesse que atravessar os descaminhos dos meus pequenos lábios. Um dia ele encontrou boiando no rio um copinho de silicone, medindo tipo uns três dedos humanos de diâmetro por um palmo de profundidade. GG. Tinha uma ponta, que devia ficar voltada pra fora quando o copinho fosse introduzido, assim ele podia me ajudar a tirar depois, puxando com o bico. A coisa em si era cheia de tecnologia e ecologia, muito em uso pelas mulheres que queriam evitar o gigantesco descarte de absorventes menstruais acumulados dia após dia nos lixões. Alguma tinha, porém, jogado o seu copinho coletor ali, em pleno rio, ou vai ver escorregou enquanto nadava nua. O meu boto teve a ideia de enfiarmos o copinho prendendo a pele dos lábios, o copinho funcionando como um escafandro para dentro do meu corpo. Assim eu podia tentar recomeçar a vida numa bacia vizinha sem dar motivo pras falações. A gente conseguiu meter a pele toda pra dentro do canal da vagina, mais ou menos uns vinte centímetros de pele presa ao silicone por dentro, tudo direitinho, os lábios ficaram bem enfiados lá dentro, abraçando o copinho. O gesto parecia um parto ao contrário, e eu ficava finalmente com uma aparência delicadinha. Beliscou um pouco, mas a comoção foi maior, pois na hora pensei como o meu boto era cuidadoso e preocupado comigo e com a nossa família. Acontece que, quando a gente deu uma metida pra ver se funcionava, só funcionou da primeira vez. Da segunda, o copinho foi escorregando e acabou boiando de volta no rio.

A doutora prendeu um risinho maldoso, mas admirou a minha coragem, a minha vontade de melhorar. Disse, porém, que a fila era enorme e que, dada a minha urgência, a melhor opção era a cirurgia particular. Olha ali, ela falou, apontando pela janelinha da porta, tá vendo aquelas outras? Cansam de esperar e acabam voltando aqui pra marcar no privado. O procedimento é quase indolor. Tá na crista da onda. Se for no serviço público demora uns vinte e sete a trinta meses. Quanto tempo você tem a perder?

Primeiro ela oferece a cirurgia para depois falar da fila se eu for fazer pelo SUS, da vida chamando, do que se paga e se economiza, do investimento, dos abismos íntimos, da prisão da carne com suas grades invisíveis, até a gente querer fazer o quanto antes a cirurgia no consultório dela. No público, só aceitam em caso de comorbidades ou quando não se consegue mais viver bem no próprio corpo. Mas o risco é esperar até depois da morte.

A primeira ali, olha, a bôta gorda, tem um netinho com câncer, ela me disse quase cochichando pro som não vazar pra sala de espera. Ninguém ia com ela, por causa da pupuca murcha. Então ela inventou de comer o cu dos caras com o bicão. Foi um sucesso. Trabalhava, ajudava no tratamento do botinho e ainda ficava inteira. Mas a um mal logo se gruda outro com o qual compete. Veio até ela uma madame cheia de ideias. Ofereceu a grana toda da cirurgia do neto, cash, se ela cortasse a boceta pra feitiço. A pobre não tinha como negar, era a cura do menino. Cortou na própria carne, vendeu pra ela. Toma. Vê se usa do jeito certo. Não vá querer mal de mulher ou de bôta com a minha boceta. Agora tá aí de volta ao consultório, na esperança de reconstruir as partes.

A outra, atrás dela, quer conseguir um trabalho melhor. O chefe do puteiro chic disse para todas as colegas ouvirem: com esse bocetão, você os intimida. Enjaulou a oncinha meio período. Das vinte e duas às três da manhã ela ficava presa, mostrando o sexo, dentro de uma jaula posta bem na entrada, como antigamente a mulher barbada ficava de chamariz no circo. Mas foder mesmo, chegar perto, sozinho com ela no quarto, ninguém quis saber de ficar. Então decidiu se operar.

Tá vendo a outra, a cadela? Acha que o maridão tem caso com uma vira mais nova porque a preciosa dela envelheceu. Nunca que ia conseguir operar no hospital público por causa de uma coisa dessas. Então rasgou a entrada da vagina com uma navalha, riscou um rio de sangue até o períneo. Ela urra toda vez que vai fazer as necessidades. A região não cicatriza por excesso de movimento. Mesmo assim ela ainda não conseguiu data, por isso tá aqui. Se pá não iam passá-la na frente de ninguém. O serviço público tem muita moral.

Para mim não tem outra esperança, vou ter que fazer a cirurgia. Você entende? Eu sei que não é pelo formato, nem pelo tamanho; não é o órgão em si, nem a cor marrom roxeada, o botão quase um penizinho, a baba espessa escorrendo pelo buracão, o pingente durinho, o pistilo meio curvo, salpicado de pelos gosmentos — tudo os atrai. Mas elas espalharam que a minha bocarra vai engolir o brinquedinho deles e que a minha baba tem feitiço que vai grudar no pirulito deles todos. Por isso quase ninguém vem mais comigo.

O boto:

Cheirosíssima. Rainha das bocetas todas. Aposto que as xoxotas que a doutora loira mostrou no telão não têm o it da sua. Maravilhosa. Meu banquete. Bôtapracaralho.

A sua boceta, meu amor. Dispensa vaselina, gel íntimo, manteiga, óleos lipídicos, lubrificantes graxos, ky jontex prudence, sebo bovino, mocotó, gordura de baleia, banha de porco, lanolina, óleo de mamona, de colza, de palma, de oliva. Abraça o cabo de guarda-chuva deles fazendo a compressão exata, um capuz quentinho, o gorro do diabo, uma gelatina onde dá para entrar sem se sentir num oco. Treme conforme eles se mexem, devagarinho, rápido, como a música manda. Exala infinitas notas de feromônios. O gás que embala o balancê. Os terapeutas sexuais, os massagistas tântricos nas pousadas de charme, os picas-moles, os meias-bombas, os pintos-nas-costas, esses manés de duas patas, cheios de ácaros porque ninguém os lambe, eles todos vão pirar em você, na sua deusa dos compostos voláteis e ácidos carboxílicos. Você dá tesão até na língua, meu bem. Eu vou arranjar a grana da cirurgia, nem que tenha de vender o meu corpo também.

A gente um dia vai abrir o nosso próprio puteiro lá na bacia do Araguaia.

QUESTÕES INICIAIS, SUGERIDAS PARA O DEBATE DE "B(Ô)TA":

A) Ouvindo a bôta, é possível opinar sobre o nível estilístico de sua enunciação. Ela "fala mal" ou, pelo contrário, fala "bem demais para uma bôta"? Tendo-se em vista as conquistas historicamente acumuladas pelo paradigma modernista, como poderíamos analisar a implausibilidade constitutiva da linguagem da protagonista? Como pensar esse tópico a partir da Teoria da Recepção?

B) Há na narrativa a sugestão de nexos entre corpo, prazer e emancipação? Ou: resta, nas ruínas alegóricas do texto, alguma disputa política relativa à questão do gozo? Ou: o que você pensa do procedimento estético denominado "ninfoplastia"? De que modo as relações entre estética e trabalho estão redimensionadas no conto?

C) Com base na localização ribeirinha dessa narrativa e no horizonte de mudança da família para a bacia do rio Araguaia, seria possível tecer relações entre o enredo centrado na história íntima de uma b(ô)ta e alguns episódios da história do país sedimentados nos espaços ficcionais? Há indícios que possibilitam situar essa narrativa na era do Antropoceno? Explique.

(Outros textos para discussão serão apresentados ao longo do curso.)

Primeiro casamento: Alice & *porn*

A história ia se chamar "Alice na quarentena" ou "Eros-19". Alice está morta, por isso vou contar seu fim. Por isso me dispo. Por isso me grito. Porque Alice foi uma bomba jogada no meio de um incêndio.

Alice está morta, por isso preciso contar seu fim. A última coisa que matou Alice foi a Covid-19. A primeira foi o trabalho pesado como faxineira, que ferrou com a saúde dela. A segunda foi o país, para o qual ela dava uma atenção excessiva. A terceira foi o desejo de estar comigo e trocar fluidos durante a quarentena.

Mas o começo não foi assim e a primeira vez em que ficamos nuas, tempos depois, foi em frente à câmera do computador. Eu lhe mostrei os peitos, porque tinha acabado de ver um vídeo onde ela aparecia de quatro. Me pareceu simpático dar a ela de graça algo inesperado. Tirei a camisa enquanto ainda falávamos do conto de Kafka que ela tinha encenado com gestos silenciosos, afastei o sutiã, mostrando o bico grossinho. No vídeo-piloto do nosso negócio pornô, Alice era o cavalo de Alexandre, o Grande. Eu era o tempo todo eu mesma, uma professora pouco dotada para nudes, meio sem jeito diante da beleza dela. Mas sabia me valer do elemento-surpresa. Ganhei um sorriso e um "ui". Dobrei a tela do Macbook e fui descendo a calça de moletom e a calcinha até os joelhos. Empinei a bunda como ela fazia no vídeo e soltei um gritinho gostoso, enquanto isso ajustei a câmera até alinhar o olho da tela aos meus buracos, num enquadramento frontal. Disse que se quisesse fazer ao vivo sem tela nem máscara eu a deixaria filmar e me chantagear para o resto da vida. Tipo pacto de núpcias.

Alguém dirá que poderia ter acontecido do mesmo jeito numa situação normal. Alice era do grupo de risco e poderia ter morrido de gripe nas condições precárias dos prédios abandonados do centro da cidade. Não foi o que aconteceu. Ela chegou na minha casa de madrugada sem a máscara que noutras situações não tirava nem por decreto. Atire a primeira pedra quem não quis botar pra quebrar.

Alice passou a dar pouca bola para o vírus, dizia que a principal causa das mortes no Brasil não era biológica; tinha deixado de ser a polícia e passado a ser a presidência da República. O resto era consequência. Ficaria melhor com "República" entre aspas, só que as aspas passaram a fazer parte de tudo, como se um dos macacos de Bruegel, acorrentado a si mesmo, começasse a governar o país. Por isso, para não dar a falsa ideia de podermos suspender o significado do que estava acontecendo, risquei dos meus usos tal marca de linguagem. Mas não tentei convencê-la a pôr de volta a máscara.

Perdi para o suicídio um aluno do primeiro ano, no intervalo entre o primeiro e o segundo turno das eleições. De repente, coisas que nem os peixes ousariam cochichar passaram a soar alto nas *lives* da presidência e todos passaram a repeti-las para criticá-las.

Claro, não aconteceu do nada, mas não dá pra tentar explicar ou entender antes de me transportar para fora do elevador quebrado que me leva de um inferno a outro. Tenho pressa, talvez esteja sendo observada quando sonho. Carol, minha amiga, me mandou prestar menos atenção nas coisas, posso acabar enlouquecendo. Contra sua pregação de alheamento, lembro que Deus não pode aprender com a experiência, nós podemos. Preciso largar a porra do emprego de ascensorista dos meus arranha-céus. Alice morreu já faz algum tempo.

Como estava dizendo, o país acabou mais ou menos um ano e meio antes da Alice. Nenhum chão firme para pisar, nenhuma casa para chamar de casa. Até meu corpo podia estar contra mim. Não digo que, durante a pandemia, os canibais comessem os cadáveres. Sei que eram feitos de ar, uma brincadeira para satisfazer o Barba Branca, e, se por acaso existissem, não seriam mais imbecis que o rei. Mas estavam me mostrando os dentes, de modo que tive de pegar o alicate. Agora, melhor varrer os canibais para debaixo do tapete e me concentrar em Alice. Já tenho quase completa uma coleção de fantasmas.

Alice não foi assassinada. Ou foi, quem saberia dizer. Convém primeiro contar quem era ela, a maneira como marcou minha vida, para então poder chegar aos fatos que resultaram na sua morte. Outro método seria o seguinte: tomar um deserto, passá-lo por uma peneira — sobrariam os leões.

Conheci Alice na Ocupação São João, no centro de São Paulo, num antigo prédio do Hotel Columbia Palace, abandonado no final da década de 1980. Ali ela comandava muita coisa, organizando a comunidade de mais de oitenta famílias sem teto: cozinha, ateliê de costura, faxina, lixo, eventos de música aos domingos. Queria que a classe média conhecesse a Ocupação. Não toda a classe média, obviamente. A que gostava de conviver com os pobres, como também gostava de canja de galinha, da cor azul, de livros, filmes e bichos de estimação. A que gostava de poemas, frases de corte ensaístico, samba e dor. Alice discordaria do meu pessimismo pós-burguês. Uma boa turma de gatos pingados passava por ali aos domingos, no almoço feito na cozinha coletiva por um chef amigo, e isso parecia ser importante. O menu era vendido aos moradores por um terço do preço dos visitantes e todos podiam almoçar juntos.

Alice tinha vinte e cinco anos. Era alta, magra, ossos protuberantes desenhando angulações no rosto. Lábios escuros, olhos enormes, sobrancelhas longas. Eu, branca, classe média, quinze anos a mais que ela, queria militar em alguma ocupação dando oficinas de literatura. Tinha apartamento, carro automático, emprego na universidade. Ela tinha o corpo do qual eu precisava naquele momento.

Alice era faxineira desde os dezessete anos, arrimo de uma família de mulheres cuja mãe, aos trinta e sete, já estava ficando velha de tanto limpar a sujeira dos outros. Nas casas onde trabalhava, tratavam Alice como uma pessoa honesta. Foi o que ela me contou. Não sei se alguma vez a acharam bonita ou inteligente, mas estou certa de que a olhavam de um jeito estranho quando dizia ser vegetariana. Vegetariana e pobre. No trabalho vestia um avental de brim machucado por cima da camiseta e da calça de lycra. Não fazia faxina de short nem no verão, para não acharem que pagavam também pela sua bunda. Num balde iam produtos e panos brancos; no bolso do avental deixava uma escova de dentes para os cantos mofados e uma esponja azul, dessa cor para não confundir a da pia com a dos vasos sanitários. No bolso do lado esquerdo, uma lanterninha portátil para iluminar os cantos. "Você se importa mais com a limpeza ou com o julgamento das patroas sobre a sua higiene pessoal?", pensei, mas não perguntei. Eu a imaginava no trabalho muito diferente da Alice que via na Ocupação. Da minha parte, também estava um tanto diferente de mim mesma.

Autoficção com Alice ou paixão à primeira vista. Com ela eu poderia reinventar minha biografia, salvar, com uma mulher foda, uma vida de merda, que nos últimos tempos escorria pelo ralo. Eu queria jogar a bola pra frente e ainda tinha uma vaga esperança na consistência dos outros.

A companheira da Alice não gostava de conversa à toa e não gostou de mim. Chamava-se Débora, era baixa, forte, meio grosseira no trato. Cabeça raspada, bermudão e camiseta larga, rosto bonito. Tentei quebrar o gelo.

— Eu também morro com uma amiga desde o começo do ano passado.

Sorri ao perceber o lapso, mas ela, não.

— Eu também moro com uma amiga desde o começo do ano passado.

Aparentemente aquilo pegou mal pra caramba, afinal ela não morava com uma "amiga" nem havia praticamente nada em comum entre nós. Tentei consertar.

— Olha, se esse lance de literatura crescer por aqui, a gente podia também fazer umas oficinas de escrita. Aposto que você tem umas letras guardadas, a Alice falou que você gosta de música.

Ela foi até o quarto e voltou com um CD na mão.

— Não sei por que esse pessoal de ONG tem mania de achar que preto pobre é sempre cantor de rap. Toma. É o primeiro CD do meu grupo.

Bom, então no caso dela era verdade.

— Não sou de ONG, não, tô aqui por mim mesma, porque quero — respondi.

No terceiro dia de oficina, Alice me chamou de canto e, como se fosse a coisa mais comum do mundo, me convidou pra inventar com ela um lance com sexo e literatura.

— Não na universidade, claro, a gente podia fazer tudo aqui mesmo. Um lance on-line, quem sabe.

Era uma cantada ou uma proposta de negócio? Ela entrava com as prostitutas, eu, com os textos literários. Sério?

— Pensa só, Ana, um site é tudo que a mulherada precisa pra ganhar dinheiro sem sofrer violência. As meninas todas têm celular e a gente tá conseguindo um wi-fi pra Ocupação.

Não respondi. Podia ser piada. E eu estava apressada pra voltar pra casa, Felício não andava nada bem.

— Depois a gente conversa melhor, Alice.

— As trans também podem entrar. A gente pode recolocar no mercado inclusive a galera infectada por HIV, HPV, as mães com hepatite crônica...

— Não deixa de ser uma baita ideia — respondi. — Só que eu ia perder o meu emprego.

— Isso eu também ia — ela disse, como se estivéssemos em condições iguais.

Logo a Débora sumiu das oficinas. Eu supunha que fosse frequentá-las pra mijar no território. Mas não. Achou tudo babaca, ou talvez não gostasse de ver a minha cara nem achasse que eu era páreo para ela. Tinha mais o que fazer. Pelos corredores circulava a fofoca de que ela saía com outra mulher, mais velha, moradora do nono andar. Mas isso não era da minha conta, nem a fim da Alice eu não estava ainda. Para falar a verdade, nem saber que gostava de bocetas eu sabia.

Dias depois a Débora saiu da jogada por um bom tempo. A vigilância sanitária baixou na Ocupação. Tinha dado infestação de pombos no forro do prédio. As fezes deles caíam pelas frestas do madeiramento, então um grupo de moradores colocou arapucas para aproveitar os pombos. Alguns eram quase pele e osso, outros pareciam ratazanas anãs. Assados ficavam bons, diziam. Só dois moradores pegaram leptospirose.

Débora tentou defender a galera do pombal quando a vigilância sanitária chamou a polícia e os caras começaram a quebrar tudo e a cortar a fiação de luz. Levaram-na pra delegacia junto com o bolo de gente. Ficou presa durante cinquenta dias por desacato à autoridade e invasão de propriedade privada.

Alice ficou arrasada. Na sequência, a Ocupação ficou um tempo sem luz e as oficinas, que tinham acabado de começar, foram suspensas. A gente quase não se falava. Cuidei do Felício dia e noite. Na Ocupação acendiam velas depois que escurecia. Um barril de pólvora no lugar errado. Por razões erradas. A Débora voltou da detenção casada com a tal mulher. A luz tinha voltado; as oficinas quase voltaram.

Felício, naquela época, estava tomando boa parte do meu tempo. Como se um dispositivo invisível tivesse sido implantado dentro do gato, seu corpo passou a agir contra ele. Ou era o próprio Felício quem se flagelava, por razões que não posso adivinhar? O veterinário não detectava nada de anormal, porém eu o via engolir a própria língua e vomitá-la em seguida, como se fosse grande demais para passar pela traqueia, ou enervada demais para se despregar da boca. Dez minutos depois, quando eu conseguia acalmá-lo, recomeçava: engolia a própria carne para de novo vomitá-la. Isso durava uns quarenta, cinquenta minutos. Nos raios x, esôfago, estômago e intestinos limpos de qualquer objeto estranho.

No domingo seguinte, foi decretada quarentena no país por causa da pandemia. No começo, um filósofo da moda comemorava o fato de o capitalismo ter causado sua própria desgraça. Um punho gigante feito por trilhões de unidades de um vírus desconhecido ia destroçar as elites, como o sarampo, a polícia, a fome ou a febre amarela destruíam os pobres há tanto tempo.

Quando o teste do presidente deu positivo a gente até pensou que podia vir uma rima. Só que não. A Bolsa de Valores não parou de subir. O vírus varreu a periferia, a população pobre morria de fome a uma velocidade estonteante. As ruas da cidade estavam inacreditavelmente vazias.

Alice telefonou.

— Ana, olha só o que eu achei na página da Health Service Executive:

> Vale a pena considerar dar uma pausa nas interações físicas presenciais, especialmente se você geralmente se encontra com diversos parceiros ou ganha a vida fazendo sexo. Considere marcar encontros amorosos por videoconferência, praticar *sexting* ou participar de salas de bate-papo virtual. Procure desinfetar as telas sensíveis ao toque e os teclados dos computadores que você compartilha com outras pessoas. [...] A masturbação não disseminará o coronavírus, especialmente se você lavar as mãos (e quaisquer brinquedos sexuais) com água e sabão por ao menos vinte segundos, antes e depois.

— Podemos usar isso, Ana. Tipo argumento de autoridade pra foda remota.

— Do que você tá falando, Alice?

— Do site de sexo, porra. Estamos com wi-fi de banda larga na Ocupação...

Eu estava preparando uma palestra. Tinha terminado de ler um capítulo do Marquês de Sade no qual o Clivador de Bundas rasgava o traseiro da vítima com uma engenhoca bizarra e torta. Li um trecho para ela.

— "Um instrumento precioso para libertinos gastos", Alice, não é muito bom? A gente podia retomar as oficinas no modo on-line.

— A gente precisa é abrir o negócio, Ana. Prostituição para libertinos gastos, cagados de medo da quarentena. É trabalho social neste momento, tem gente passando fome na Ocupação. As prostitutas estão dividindo prato com mendigo aqui no centro da cidade. As trans nem isso. No máximo conseguem apoio da base militante da Cracolândia. No fim de semana até água potável tava faltando.

— Ainda não entendi por que você precisa de mim pra fazer esse negócio, Alice. Eu sou professora de literatura. Gosto de dar oficinas. Têm trechos aqui de uma grosseria inacreditável, adoraria saber a opinião do movimento LGBTQIA+. Posso ler mais um trecho pra você?

Ela suspirou.

— Pode. Depois você faz o favor de me ouvir?

— "Ele enterra o cano de uma espingarda no cu do rapaz, a arma está carregada com chumbo grosso e ele acaba fodendo o rapaz. Ele puxa o gatilho. A arma e seu pênis descarregam simultaneamente." Não é demais, Alice?

— A *live* do presidente no Facebook foi muito pior, Ana. Você podia trazer a baixaria toda pro site, ia fazer muito mais sentido. Ninguém tem cabeça pra literatura agora.

— Transformar literatura em punheta, é essa a proposta?

— Ai, Ana, não é isso. Melhorar a vida da mulherada. O caso agora é a emergência. Como eu vou propor oficina literária on-line pro pessoal com fome? Não precisa de muito dinheiro. Só pra criar a plataforma, depois a coisa deslancha. Eu entro com as meninas, você, com a literatura e a grana.

— Alice, não sei, preciso desligar. A Carol chegou com o supermercado, a gente precisa higienizar todos os pacotes antes que contaminem o apartamento. Ainda não alimentei o Felício. Está um inferno esta vida, ele não anda nada bem. Não aguento mais.

— Tá bom, só estou pedindo pra você pensar com carinho. Muita gente na Ocupação tá trabalhando durante a pandemia. Muita gente não conseguiu continuar trabalhando e não tem garantia nenhuma. Aliás, estou querendo entender o que vocês querem dizer quando dizem que "não aguentam mais".

— Amanhã a gente conversa.

— Pensa enquanto desinfeta suas compras de supermercado — ela disse, com um tonzinho enfático nas três últimas palavras. — É trabalho social, tô te dizendo. Das faxineiras da Ocupação só eu e mais duas continuamos recebendo sem trabalhar. As meninas estão trazendo vírus de quem tem hospital particular. Prostituição à distância é o melhor dos mundos, Ana, risco zero. Você por acaso tem ideia de quantas transexuais têm a bochecha no pescoço de tanto levar soco?

Eu não me sentia segura com o negócio, mas a universidade também não era exatamente um lugar tranquilo, além de ser infinitamente menos interessante do que ela. Alguém poderia me dedar para a Comissão de Trabalho? Sem fotos minhas nem nome, com o IP de outro computador, talvez desse pra pensar no assunto. Consultei uma aluna. Eu queria *resetar* a minha vida, de preferência esquecer o que os outros não percebiam estar acontecendo.

Alice me ligou nos cinco dias seguintes. Nunca foi tão fácil abrir mão dos meus escrúpulos.

O mundo tinha mudado de uma hora para a outra. Eu sabia que não tinha sido bem assim. Mas parecia. Felício piorara muito, o veterinário, num tom de saco cheio, me disse que se eu tinha certeza do sofrimento do gato a única saída era a eutanásia, pois seria impossível operar algo inexistente nos exames. Assassino. Passei a alimentar o gato com canja de galinha e ele apresentou sinais de melhora. O mundo lá fora, porém, não melhorava. Ninguém podia sair de casa. Os velhos morriam, os pobres morriam, os artistas desempregados morriam, os enfermeiros e as enfermeiras morriam. Nada de novo, o cara se elegeu prometendo genocídio. Uma espingarda no cu dos outros.

Estava me sentindo um lixo. Aulas on-line, alunos sem dados de internet suficientes, colegas loucos pra resolver o semestre. Respiração por subtração. O ator do teatro de Arena se suicidou por descrédito na raça humana. O compositor morreu porque demorou pra conseguir vaga na UTI. O novo ministro da Saúde tinha uma tez assustadora. Vida de cu é rola. O catador de papéis estava de máscara na rua paralela à minha.

— Até o catador de papéis.

— Como assim, *até*?

— A prefeitura pela primeira vez deu máscaras para os lixeiros.

Os lixeiros continuavam trabalhando.

Sair à rua estava mais difícil que ficar trancada em casa. Eu tinha casa. Felício me lembrara que as paredes podem ter olhos e têm a vantagem de carecerem de vontade própria. Carol não dava a mínima quando eu começava a falar dessas coisas.

— Você está sendo infantil, Ana. O mundo ao ar livre também tem olhos e câmeras. E no momento, aliás, já bastam os nossos próprios olhos, não?

Carol simplesmente não me entendia.

Quando lhe contei sobre a proposta da Alice, me dei conta de que eu já estava levando o projeto do site a sério. A militância afinal chegara com a pandemia, explorando trabalho alheio. Carol revirava os olhos para os meus draminhas.

— Cuide de salvar a pele, amiga, o resto se resolve.

— Essa é boa.

Alice precisava de mim ou era só um jeito de conseguir o dinheiro sem pedir emprestado?

— Qual é a tua, Ana?

— Não sei. E você, sabe qual é a tua?

— Você tá preocupada se a Alice tá ou não tá tirando vantagem de você nessa situação? Não faz a menor diferença, mana. No fundo talvez não faça diferença nem se ela vai ou não vai tirar vantagem das putas. E obviamente você não vai topar só por "caridade". Você tá afim, Ana. Tem certeza de que preferia a vida como era antes?

— Não tenho.

Professora, branca, hétero, a vida às vezes era um saco.

— Podia ser muito pior.

A Carol era bem mais branca que eu, quase albina. Na adolescência tinha sido espancada no meio da rua por um grupo de skinheads; só deu tempo de se agachar e cobrir a cabeça com os antebraços antes de chutarem. Demorou séculos até um carro passar, enfiar a mão na buzina e os caras darem o fora. Quanto tempo duram alguns minutos de surra?

— No seu corpo ou no dos outros?

Eu só tinha apanhado da minha mãe, nem meu pai nunca levantou a mão pra mim. Ela me batia como quase todas as mães da zona oeste paulistana: de preferência com o chinelo, para não machucar as mãos. Se fosse noite, calhando de ela chegar de alguma festa e eu a irritasse, jogava contra mim o sapato de salto fino. Depois vinha passar pomada. Levar surra em casa não se compara a levar surra na rua. Já o meu irmão não apanhava. Era magro, vegetariano nato, precisava de mais cuidados, então saía incólume. Quando ficava muito esquelético, obrigavam-no a comer fígado acebolado. Cinco minutos depois ele vomitava, olhando pra mim entre as golfadas, como se me enviasse um telegrama quente.

— Cada vida é uma. Por que você acha que a dos outros é mais verdadeira que a sua?

*

Carol entrou no negócio. Fazíamos reuniões diárias por computador com a Alice. Dividimos tarefas e viramos especialistas em sites de sexo. Eu só conhecia o Pornhub. Uma aluna me recomendou o MYLF. Logo eu já conhecia mais de cem.

— O que é MILF?

— "Mothers I'd Like to Fuck"!

Uma coisa estava clara: a Ocupação era o nosso diferencial. Tinha que aparecer sempre, os clientes não podiam esquecer nem por um minuto onde aquelas prostitutas estavam. Contratei a tal aluna para criar a plataforma. Provavelmente a notícia do meu novo trampo não chegaria até a Comissão de Trabalho, agora confinada também.

— Nenhuma de nós três tem prática suficiente com internet.

— Tô gostando de ver. Eu sabia que logo você ia começar a curtir a ideia, professora — Alice sorriu. — Só uma coisa: não é complicado colocar aluna nesta história? Digo, pro seu lado.

— Não pega nada, não. É uma aluna próxima, sabe muito de internet, segurança de site, esse tipo de coisa. Nós de Letras somos uns dinossauros. E "professora" é a vovozinha, Alice. Agora, pra você, eu sou "sócia".

Separei, para começar, alguns livros da Hilda Hilst, do Waly Salomão, do Piva, da Safo, do Marquês, do Boccaccio. A Carol teve a ideia de setorizar os fetiches e depois encontrar o melhor texto para harmonizar com cada um, como vinho e comida em restaurante bunda-mole. Lembrei de quando ouvi a palestra de uma colega explicando que nas histórias do Marquês de Sade as personagens não jogam nada para debaixo do tapete porque a imaginação é livre. Evidentemente ela era contrária à pedofilia, porém num conto, argumentava, a imaginação podia gozar com o personagem trepando com um menino ou uma menina novos, porque a imaginação é livre e "livre" quer dizer "sem barreiras". Foi nisso que deu a especialização do saber. Não sei como pude imaginar que canibais tivessem apetite por tanta carne podre.

Utilizando as abas no menu do site dava pra criar especialidades ao gosto do freguês. As mulheres podiam escolher inclusive o grau de envolvimento com o trabalho. Trabalho livre, me ocorreu dizer. Dava até pra participar só com fotos. Dos pés, por exemplo. Do próprio corpo em posições insinuantes. Aba "eXtáticos". Mesmo nesse caso seria melhor evitar rolo, só aceitar quem tivesse mais de dezoito anos. Nas *lives* elas não eram obrigadas a falar, eu lia textos por cima dos corpos, sem aparecer em cena. Textos tesudos ou nada a ver. Trans ainda na fila da operação no SUS, aba "BISsex". Encontrar buracos no politicamente correto.

— Criar opções, deixar os caras em dúvida. Um bom consumidor é um consumidor inseguro.

— Por que "os caras"? E as mulheres? — a Carol implicou.

— Mulheres não são escrotas desse jeito — respondi.

— Abas tradicionais também devem dar bastante ibope. "Piranhas", "Bagres". As feias fazem um baita sucesso.

— Bundas grandes, o país adora.

— Que país? Onde é que você mora, mana?

— Mesmo sem poder tocar, os caras gostam de ver muita carne. Menstruação também. De longe, os filhos da puta adoram.

— Aba "Galinha ao molho pardo" — a Alice batizou.

— Tem também os caras que querem transar com mulher deformada. Silicone barato, bochecha ondulada, bochecha socada, peitos desiguais, peitos gigantes, peitos murchos. Democracia sexual.

— Aí já não sei, não — eu disse. — A gente não precisaria manter certa ética, mesmo sendo só imagens?

— Estamos falando agora de *lives*, né, meninas? Muitos caras precisam de voz pra esquentar. In-te-ra-ção.

— Tá vendo? Você também falou "os caras".

— Sim, muitas *lives*, só uma aba de fotos eróticas. O resto ao vivo, Carol.

— Tem muita mulher que não vai saber manter uma conversa tesuda à distância.

— Ao vivo, com leitura em *voice over* previamente gravada. Ghost-writer papai-mamãe — completei.

A Alice gostou.

— Exato, é aí que entra a Ana. Ghost-writer de corpos. O que vocês acham?

— Só mulheres? — perguntei.

— Por enquanto só mulheres — ela disse. — Sempre rola melhor o trabalho. A gente fica mais à vontade.

— Trans conta como mulher?

— Porra, Carol, claro que conta, né?

— A gente podia bolar umas abas poéticas, do tipo, "Olha só o jeito como aquela xoxota me olha".

— Muito grande, Ana, não vai colar. Deixa os títulos comigo.

De repente percebi que estava começando a me divertir. Aquelas reuniões eram bem mais leves que as reuniões do departamento.

— Podiam, aliás, ter umas opções mais sacanas. "Pau na OCU", "Boqueteria", "Garotas do Ó" — a Carol palpitou. — Que foi? Acharam de mau gosto?

— Uma boa aba pode ser a das "Raspadinhas".

Quanto mais boba a piada, mais eu ria.

Fomos construindo o lance todo. Jéssica, minha aluna, cuidava da parte técnica em silêncio. Além de criar o site, inventou uma estética pra coisa e abriu uma conta para os pagamentos serem feitos pelo PayPal. Lembrei de uma aula de primeiro ano.

Não sei bem a propósito de que eu fazia aos alunos a clássica pergunta sobre uma caneta. Me agarrava às barbas de Marx para chegar à tábua de salvação do poema.

— O que vocês estão vendo sobre a minha mesa?

— Uma caneta.

— Errado. Vocês estão vendo um objeto chamado "caneta", escondendo o trabalho de um operário da China, que fez as peças da caneta; escondendo o trabalho infernal do montador das pecinhas que comporão a caneta; escondendo o trabalho do distribuidor; do comerciante, enfim. O montador, por exemplo, pode estar do outro lado do planeta. Aliás, costuma estar em várias partes. A caneta também esconde a cadeia de distribuição, o transporte até o porto, depois até as lojas e, por fim, o trabalho do seu Elias ali da papelaria, que colocou a caneta à venda. Sem falar do trabalho da garotinha explorada pelo avô, quando o seu Elias sai para fazer compras. E mais o trabalho do Tobby, latindo pra quem chegar perto demais da garotinha. Numa tradição marxista, a caneta é um desdobramento materialista da noção de Espírito.

Quando chegávamos à literatura, alguns respiravam fundo. Agora os termos tinham sido alterados.

— O que vocês estão vendo nesta tela de computador?

— Um site pornô na era farmacopornográfica.

— Errado. Vocês estão vendo um mundo paralelo chamado "Sexy Screen", escondendo o trabalho de dezessete prostitutas sem teto, organizado pelo trabalho intelectual de uma professora universitária, parcialmente desocupada por causa da pandemia, uma líder de ocupação e uma ex-dona de café da Vila Madalena, em colaboração com o trabalho de uma aluna estagiária que vende barato sua força produtiva pela honra de conviver de perto com a professora. Todas falidas na quarentena, exceto a funcionária pública, a qual, entretanto, teve nos últimos quinze anos uma perda salarial de vinte e cinco por cento.

Não era tão simples assim, mas passava por aí. E pelo tesão. O tempo parado se movimentava. No trabalho mais sujo do meu *curriculum lattes* eu tinha encontrado uma utilidade pública. Mas pegava meio mal me sentir feliz àquela altura dos acontecimentos do mundo.

Continuei a pesquisar. Entrei num site de sexo só com fotos. Uma amazona frágil com os pés de fora. Uma mulher com rabo de rata e dentes saindo da boca. Uma outra, de expressão doce, seios perfeitos e um pau muito grande. Num GIF, a amazona inteiramente nua gira sem interrupção ao redor de um picadeiro sobre um cavalo oscilante diante de um público infatigável pedindo bis, tris, lis! O diretor do circo está atrás do computador. Ele é amável, nenhum chicote nas mãos. Enquanto ela se equilibra, só a ponta dos pés toca o cavalo; joga beijinhos com a boca e depois empina a bunda, como se outros beijinhos saíssem por ali. O espetáculo prossegue, quantas vezes eu clicar sobre o GIF, a três reais o minuto, o futuro vai se abrindo sempre cinzento mas gracioso. Os aplausos são algoritmos latindo, dando pulinhos excitados no canto esquerdo da tela. Eu grito, "Basta, estou aqui sentada há uma hora!". Meu corpo responde que cada minuto valeu a pena. Talvez a amazona fosse menor de idade. Talvez os comedores estivessem recrutando crianças ali, agora que as escolas estavam fechadas. Era difícil saber. Pensei em fazer um abaixo-assinado contra esse tipo de abuso. Circulavam na internet abaixo-assinados pelo impeachment do presidente fascista eleito.

No dia seguinte voltei a farejar sites de sexo remoto. A xícara de café numa mão, o rato na outra. Felício estava bem disposto. Não tinha mais tido crises nas últimas setenta e duas horas. O site do dia anterior agora trazia vários quadradinhos nos quais se viam cenas explícitas, tão pequenas que davam a impressão de espiarmos por buracos de fechaduras. Eu queria entrar nos buracos da moça, ser o avô com o chicote em punho, colocá-la sobre o alazão, fazer soar o flagelo ao lado do cavalo. "Desperte, cavalo! Vamos, sempre em círculos!" De repente reconheci Alice sob a máscara da amazona. Não, não era uma menina menor de idade. Boquiaberta, lancei um gás pimenta sobre os palafreneiros que saltaram das coxias querendo comê-la com os olhos e os dentes.

Para recobrar o fôlego do trabalho visitei outros três sites só de sexo explícito. Bucetas cus paus pirulitos cacetinhos toras bocas picas piquetes picões. Grandes lábios pequenos lábios enormes. Só em sexo lésbico os sites lembram que existe clitóris. Beijos de bocetas tesoura cunilíngua. Também só as mulheres têm dedos. Nada disso impressiona mais ninguém. O dado desconcertante é outro, fico excitada com cenas primárias, machistas além do mais, verdadeiras passagens ao ato sem nenhum enredo, nem daqueles imbecis sobre encanadores querendo ver os canos da dona depois de consertar o da pia.

Filmamos o tal vídeo piloto com Alice nua galopando um cavalo imaginário, enquanto eu narrava, destruindo com adaptações interessadas, o conto "O novo advogado", de Franz Kafka. A Carol vibrou. Alice galopava e em seguida virava, ela mesma, uma égua. Uma verdadeira metamorfose. Em *voice over* eu dizia: "Bucéfala, a nova advogada, passa por situações difíceis no ordenamento social de hoje. Outrora foi a égua de Alexandre, o Grande. Hoje trabalha na Defensoria Pública, atendendo gente em condição pior que a sua. Por causa de seu significado na história universal, Bucéfala ainda desperta confiança, a despeito dos trejeitos animalescos. Se ele, Alexandre, deixara-se conduzir por ela, quem não se abandonaria aos seus cuidados, justamente hoje, quando não há mais caminhos? Seu exterior lembra o tempo em que ainda era a égua de batalha mais conhecida da Macedônia. Topei com ela na escadaria do tribunal, empinando as coxas, subindo um a um os degraus com um passo que ressoava no mármore".

O filminho terminava com Bucéfala nua, de quatro, mergulhada na leitura do Código Penal.

Pedimos pra Jéssi subir o vídeo para o site. Em uma tarde viralizou.

Outra boa notícia: Felício comeu uma porção inteira da comida molhada que lhe servi no jantar. Aparentemente a fidelidade felina e a nossa amizade tinham vencido o veterinário-hiena.

As abas para *lives* também estavam prontas e decidimos trabalhar com horários agendados, distribuídos entre as prostitutas da Ocupação. Por incrível que pareça o agendamento dos encontros deu ainda mais ibope. Tipo comida à la carte.

Mulheres que antes da pandemia se viravam vendendo almoço, refri, batata frita no centro da cidade, candidataram-se a futuras vagas. Tudo ia de vento em popa, fora a pandemia, mas até isso sumia da vista enquanto planejávamos. Aproveitei para mandar por WhatsApp os parabéns à Alice pelo desempenho pecaminoso. "Parabéns também." "Vamos fazer mais!" (Um emoji de carinha piscando.) "Já pensou alguma vez em fazer a quarentena *together*?" Mais emojis e alguns *stickers*. Abri uma garrafa e passamos o começo da noite teclando. Depois abrimos o vídeo e resolvi lhe mostrar os peitos. De madrugada ela chegou na minha casa sem máscara. Entendi o recado e começamos a mostrar uma para a outra o que gostávamos de fazer na cama.

Passamos a viver num vaivém entre a Ocupação e meu apartamento em Higienópolis. Em um mês o site estava bombando e eu estava louca por ela. Os algoritmos sopravam a favor. Começamos a bater a meta de dez clientes por minuto. Tirando sarro com a minha cara, Carol um dia me perguntou enquanto eu passava de calcinha no corredor se ainda sentia muita culpa. Para mim, Alice na cama era a compensação mais-que-perfeita por tudo que pudesse me acontecer. Mas, como já disse, a alegria durou pouco.

Após cinco semanas indo e vindo do prédio da Higienópolis para a São João e desta de volta pra Higienópolis, Alice começou com as dores no corpo. No dia seguinte tive uma febre tão alta que não me lembro de quase nada. Dizem que o porteiro chamou uma ambulância quando Carol interfonou desesperada, sem saber o que fazer com nós duas. Foi ele também quem encaminhou Alice à Santa Casa de Misericórdia enquanto Carol fazia as malas pra ficar de quarentena bem longe dali. Partiu em seguida, levando consigo o Felício. Mas, dias depois, quando a gente tentou se informar, não havia no hospital registro de entrada nem de saída da Alice. Era como se ela não tivesse existido.

Quando saí da UTI do Samaritano, onde os leitos ocupados ainda eram apenas setenta por cento, pedi à Carol para dar um jeito de descobrir para onde tinham levado Alice. Na Ocupação não sabiam de nada. Mal dava pra sair de casa, muito menos para ir de hospital em hospital à sua procura. A pandemia parecia estar no seu pior momento, embora não estivéssemos nem perto disso. A doença que o presidente tinha negado há dois meses agora matava de mil a mil e duzentas pessoas por dia no Brasil. Os casos tinham subido para 72 377 por dia.

Eu estava disposta a pagar o tratamento dela, curá-la numa ilha, noutro planeta. Logo agora. Eu sabia que àquela altura Alice já devia ter morrido e que todos os nossos projetos tinham ido pelos ares. O site mal tinha começado a dar lucro e Alice já devia ter morrido. O que significava essa oração, escapulida do meio da dor? Me desconheço. O site mal tinha começado a dar lucro. Eu sabia: àquela altura Alice já devia ter morrido. Alice já devia ter morrido, mas o site mal tinha começado a dar lucro, eu sabia. Àquela altura em que saí do hospital caro, Alice já devia ter morrido. Tentei esquecê-la.

Alice simplesmente desapareceu. E isso foi tudo.

Terceiro casamento: Megamorcego

Ele dorme de ponta-cabeça por uma razão simples: só tem impulso para voar caindo. Meu vingador aposentado. Meu mor cego. "Foi nisso que deu a poesia concreta?" — ri com os dentes pra fora da boca. Sinto falta de quando era divertido. De quando mordia, guinchava, ria. Nenhum bicho é mais o que era. E ninguém é só o que é.

Eu devia tê-lo posto num vidro. Ou feito uma sopa com a receita chinesa. Não pus. Não fiz. Em vez disso, planejei uma vida com ele. Já vivi com um bicho antes. Não deu certo. Moí sua carne e dei aos peixes da vizinha. Mesmo assim não considerei nossa história um fracasso. As coisas duram o quanto têm de durar, e, afinal, quem pode dizer que fracassamos? Ícaro voou antes de cair. Urano gozou recriando o universo antes de ter os testículos cortados por seu filho Cronos. Em quantos banquetes o Ciclope se saciou com carne humana antes de ser derrotado por Ninguém? Há um tempo infinitamente bom até acabar mal. E todos temos direito a uma segunda chance. Qualquer coisa que valha a pena fazer, vale a pena fazer desastrosamente.

Ele não gosta de poesia.

Há dias bons e dias péssimos. Na maior parte do tempo vivemos em paz, trancados aqui. O apartamento agora não deve nada a uma caverna subterrânea. É úmido, escuro. Há dez andares de famílias confinadas acima de nós, e como não colocamos mais os pés pra fora de casa, um ecossistema vai se formando. A transformação da casa-caverna foi trabalho deles. Costuraram um véu de couro fincando os pés uns nas asas dos outros, formando bandôs e uma negra cortina. Os restantes se reproduzem ou dormem pendurados nas vigas do teto. O número cresce. Os idiotas chamam de lar. Eu chamo de caserna. Enquanto isso o mundo lá fora vai de mal a pior.

Comprei um vaporizador para me proteger dos ácaros. Sofro de rinite alérgica. Morcegos são verdadeiras estufas de pequenos parasitas. Talvez o vapor tenha piorado as coisas, ou talvez as coisas tenham contaminado o vapor. Não sei dizer. A umidade melhora os pulmões, a fauna em miniatura prolifera. Quando a rinite se agrava, o túnel da respiração estreita-se e a sensação é pavorosa. A asma já matou uma conhecida. Embora o organismo aja por si só, não deve diferir muito de um estrangulamento. Não há a mão de ninguém, entretanto também não se considera suicídio. Caso aconteça poderei ser enterrada em solo cristão.

Diariamente varro a pilha de detritos acumulados no assoalho. Poeira, fezes, pelos, urina, cadáveres, restos de comida, sangue coagulado. Seres invisíveis a olho nu somam-se aos morcegos que já são quase uma legião. O trabalho não tem fim. Às vezes me tranco no quarto e decreto feriado, tornando o dia seguinte um pesadelo.

Ouço o revólver dos seus pensamentos. Não pode fazer mais nada. Já deu. Todos os personagens que podia tirar de si já tirou. Fez a sua parte. Então vieram as más notícias, o vírus voltou a dominar a área e ele se fechou em copas. Está deprimido.

Cobriu-se com as asas, pendurou as chuteiras, sente como se o mundo todo o apontasse, por isso não sai mais para nada. Num certo sentido é verdade, no entanto é também uma questão de autoestima. Odeio quem se inferioriza. Nunca desista, eu digo. Ele coloca a frase no status do WhatsApp e na bio do Facebook, mas não melhora.

Ele foi se tornando um ex-tudo, um *loser*. Ex-Nosferatu, ex--Drácula, ex-horripilante, ex-sedutor, ex-irresistível. Ex-Batman, ex-morto-vivo. No que me diz respeito, naturalmente me afeta mais o fato de ser ex-vampiro. Sou louca pela sua mordida.

Um fantasma desdobrando-se em eco. *Murciélago*. Dublê de morcego. Não quer saber de sexo. Disfarça. Não suporta quando toco no assunto. Se não fizermos nada tudo voltará ao seu lugar, me diz em silêncio.

Outro dia tinha sede, mas lhe faltava ânimo para abrir as asas. Recusei-me a buscar água para ele. Sugeriu com o olhar ser eu o problema, esta mania de querer conversar, fazer um balanço. Não me entende. Acho que já passamos do ponto. Caso persista na abstinência, no fim da quarentena, se ela tiver fim, me separo. Num prato da balança, o trabalho e a solidão vão acabar comigo. Não sou mais sombra da mulher de antes. No outro prato, o passado pesa. Cinquenta meses em cinco. Quem pode abrir mão disso?

Enquanto tagarelo ele não move um músculo. Deve tirar suas conclusões. Talvez se sinta humilhado com as minhas cobranças, talvez me ameace em silêncio, mastigando planos horríveis. Ou vai ver me idolatra e por algum excesso de admiração não consegue mais me chupar. Não faço a menor ideia, mas e daí? Casais da mesma espécie também não se entendem. Quando nos conhecemos, ainda podia mover cento e noventa músculos em um segundo. O mamífero mais rápido do universo. Dá pra ter uma ideia do que era capaz de fazer na cama?

Devo falar a verdade, admitir pra mim mesma, encarar os fatos. Não é mais um morcego que se possa chamar pelo nome. Raposa voadora, mas de raposa não tem rigorosamente nada. Nos últimos tempos foi se tornando uma criatura descascada. Não sei se ele mesmo, quando não estou vendo, ou se alguma doença nervosa vai lhe arrancando a pele. Tenho medo de tocar. É mole. Diferente de quando o couro negro ainda protegia sua dignidade. A doença é sua sombra, um galã contaminado. Pedaço de mau caminho. Ex-morcego. Morcegão. Pelo fiapo de sons que ouço na madrugada — um barulho de quem chupa os dentes depois de comer — percebo que grita um coração de chumbo.

Temo por ele.

Meu mor cego tem quase dois metros. Nos conhecemos depois da primeira abertura da quarentena, numa balada-destampatório. Ele apareceu assim, no meio do bolo de gente, *out of the blue*, feito Batman pousando num lixão de Gotham City. Minha sucata de sonhos. "Estrelas são tartarugas cósmicas", digo meio de porre, meio pensando em ir pra casa com alguém porque a festa já era. "A bilhões de anos-luz da febre. Hahaha. Ops, da lebre." Ele ri também. "Qualquer astro que você enxerga a olho nu está perto demais para ter morrido", responde. Nas telas de cinema ele também costumava chegar de carona na velocidade da luz, estalando no ar. Perto demais para não estar ali, seu brilho inextinguível. Na real, sua atuação não deixava por menos. Tipo tempestade no meu oceano.

Nas primeiras noites com ele, tenho de novo vinte anos. Meu estômago se revira, não sei se de tesão ou nojo. Ou se o tesão disfarça o nojo, o nojo disfarça o despudor e a falta de vergonha torna tudo irresistível. De um jeito ou de outro a transa com ele não se compara com NADA. Todo um novo paradigma no velho colchão.

Em menos de um mês veio pra minha casa com a família. Intenso. Se eu não tiver de varrer a merda toda, da família inteira, não foi pra valer.

De vampiro a rato com asas, de morcego a super-herói, de super-herói a delegado de polícia rato de delegacia sucedâneo de corvo pomba de cidade com capa de chuva de banca de revista.

Devolvam-me o vampiro, eu imploro!

Até outro dia ele se interessava pela minha boceta como um ginecologista obsessivo. Me mostrou a forma oblonga do clitóris. Os homens gostam de compará-la a um botão, mas não há nada mais diferente, ele dizia. Por razões óbvias, meu morcego gostava de me chupar. Até se abrirem os portais das mil e uma noites. Não é justo compará-lo consigo mesmo? Tinha complexo por causa do pênis cujo diâmetro não ultrapassa o de uma agulha de tricô. Mas à insignificância da penetração, só perceptível quando ele ia fundo e a agulha espetava meu colo do útero, seguiam-se muitas surpresas. Com o tempo, contando meus orgasmos, ganhou confiança.

No rame-rame, agora é assim, completamente diferente. Só um morcego muito comprido trajando luto rigoroso. Um gigante esbelto que o espelho não vê. Invisível só para si mesmo. Seu draminha. "Quente ou frio", grito tentando alcançá-lo em seu idioma cartográfico. "Morno, eu vomito." Tenho ganas de Erínia, mas ele acha que no fundo não sou de nada. Eu também não sei como ele foi virar esse ser inútil. Pensando bem, já era anêmico no filme de 1922.

"A nossa velhice pelo menos está garantida", ele chia, "o dinheiro da Previdência se recuperou com a morte dos velhos". Uma gosma de saliva e sangue se acumula nos cantos da boca. A vizinha faz comentários maldosos em alto e bom som tirando sarro com a minha cara: "O mundo está mesmo de cabeça pra baixo!".

Pesa menos do que um homem, mas causa na Bolsa, na moda, nas ações da Vale, na indústria de remédios, na siderurgia nacional. Na rotina, na faxina da casa, nos algoritmos, no disparo do Pornhub, na escola das crianças, no emprego formal, no trabalho informal, na massa dos desalentados. No elevador do prédio, no asfalto, no semáforo, na interrupção da reciclagem do lixo, na derrota do comércio local, na explosão de vendas de máscaras cirúrgicas, de álcool setenta por cento, detergente, aspiradores de pó automáticos, papel higiênico, lava-louça. Nos nossos dias contados.

Cinco meses passaram voando. Não tenho asas. Por outro lado, não me fecho. Pelo contrário. Quero esquecer o passado, estar aberta a novas experiências, como me aconselha o Barba Branca. Só não sei quando nem onde muito menos com quem. Se eu não der um fim a tudo isso ele não dará um fim a tudo isso.

Ele não presta mais pra nada e a família não para de se multiplicar no teto da minha sala. Exterminadores do presente. Logo vou precisar de um carreto pra recolher as fezes. Trabalho feito uma moura. A rotina deles é pacata, praticamente só se mexem na hora de comer, quando a competição os faz voarem uns contra os outros. Os mais espertos fincam os dentes na coluna vertebral dos distraídos pelos baldes de comida. "A família aumentou." Precisam se alimentar direitinho para então voarem por si próprios, nossos bebês de couro. Alguém calcula o meu fardo? Como terei tempo de voltar às aulas quando a licença prêmio terminar? O que digo ao coordenador de pós e ao chefe de Departamento? "Não tive filhos, mas tenho este orfanato inteiro de morcegos."

Alimento-os uma vez por dia. Acham pouco? Cozinho um farelo grosso, em seguida jogo cinco a sete litros de sangue cru para embeber a mistura. Isso significa moer a carne encomendada num fornecedor do zoológico municipal, espremer o suco três ou quatro vezes, evitando desperdício, ter as mãos sempre malcheirosas, à maneira de um criminoso das antigas. Sem reconhecimento. Trabalho sujo com uma baixeza trivial. Já imaginei ações maiores e melhores.

O preparo da comida toma as primeiras horas da manhã. Incluo nos baldes alguns pedaços de carne dura. Não quero ver seus dentes caírem por falta de uso, aumentando a pilha de restos. Disponho os baldes no chão da cozinha. Preciso ter tudo organizado antes de abrir a porta. Chiam, berram. Se machucam. Ressuscitam. Enquanto não abro a porta batem-se contra as paredes, espremem-se, colidem. Quando libero a entrada, avançam, resfolegam, mordem-se. Alguns morrerão nessa dança. Está previsto pela natureza. Enquanto comem distraídos, retardatários atacam por cima. Guincham. A cena lembra um abatedouro, embora seja só a hora do almoço num refeitório improvisado. O vapor da cozinha fechada é denso. Enxergo sombras e, quando se engalfinham e não se desgrudam mais, jogo sobre eles um balde de água quente. Meu morcego, porém, nunca se fere, tampouco precisa entrar em disputas, é de longe o maior de todos. De certo modo reconhece meu trabalho e como pagamento se metamorfoseia por alguns segundos no vampiro. O suficiente para me iludir, tipo propaganda sub-reptícia. Se lhe der vontade ainda é capaz de ser como antes? Basta querer, é isso? Quer me ver louca?

Num sorriso de esguelha mostra-me os caninos pontudos. Inclino o pescoço involuntariamente. De ponta-cabeça, o sexo está acima do coração e este acima da cabeça. A mordida. Não vem. Com as mãozinhas pregadas no couro transparente das membranas oferece-me um copo do sangue que lhe dei para manter a vida no maldito corpo. Chupa os dentes satisfeito consigo. Até quando pagará com o sangue que lhe dei? Darei um basta na ciranda das trocas. Logo mais, eu juro.

Quando não aguento mais cozinhar ofereço-lhes comida viva: ratos ligeiros, coelhos pacatos, uma ou outra serpente não venenosa do mesmo fornecedor. Iguarias de quarentena. Jogo--as pela frincha da porta da cozinha para a família não avançar sobre mim na excitação do momento. A sujeira de pelos grudados no assoalho ou voando por toda parte, as peles esvaziadas, me exasperam. Talvez o tempo economizado no preparo da refeição não valha o tempo a mais gasto na limpeza, ainda não sei. Alegra-me porém ter as mãos sem sangue por um dia.

De repente ele emite seus gritos. É sorte alguns estarem numa frequência inaudível ao ouvido humano. Eu não suportaria mais do que já suporto. Não devo varrer os cadáveres deles, me informa protocolarmente. Quer deixar crescerem pilhas pra testemunho da história. No meu apartamento, ora bolas. Não posso ceder a esse tipo de chantagem. Além do mais, não me dá o que quero. Respondo, "Para mim chega!". Mas não é verdade. Ainda não chega.

As carcaças da comida confundem-se às carcaças deles. Faltam asas mas aos mortos não faz diferença. No chão estão todos definitivamente pousados e não sobrou nenhuma eternidade. O cheiro das fezes misturado ao dos cadáveres nem a máscara de gás russa consegue filtrar.

Talvez seja verdade que pra mim chega. Agora que o número de mortes aumentou eu seria capaz de matá-lo. Se for para a solitária terei de cuidar só da minha própria merda. Aliás, não fariam isso comigo. Legítima defesa preventiva. E não seria só por mim, eu salvaria muita gente. Sem me dar conta posso transmitir a doença simplesmente por respirar. Se ainda não o matei é porque não posso negar o quanto fui feliz com ele. "Eu matei o pangolim e dei de comer aos peixes do aquário marinho", cochicho escandindo as sílabas, esperando alguma reação, um impulso de vida. "Antes de matar eu chupei as escamas e lambi os olhinhos." Nada. Em breve darei cabo dele também. Não posso aguentar sem a parte boa. Mas faria tudo de novo. Não nego.

Se é pra viver eu quero muito mais que o som da marcha lenta.

No *Nosferatu* de 1922 tem unhas de Zé do Caixão avant la lettre. Nariz enorme. Sobrancelhas enormes. A sobreorelha de gnomo velho foi grudada com um tufo de pelos na parte superior da orelha humana. Tudo sobra, mas a presença não é grande coisa. Assusta a mocinha assim como uma barata assustaria. Principalmente, sente-se falta de cor. O figurinista cobriu seu cadáver com uma fina camada de giz. Justo na última chance de exibir a mímica iniludível, parece mais desalentado que a mocinha. Os olhos são tão amedrontados quanto ele é amedrontador. Funambulismo poético. O aspecto lamentável do conjunto poderia por isso mesmo ser simpático; o mesmo vale para as sobrancelhas em formato de bigodes, não fossem os dentes longos e extremamente finos para o carão. Os incisivos laterais inexistem e os centrais ganham dos caninos em comprimento com uma vantagem considerável. Ele chupa sangue com os dentes da frente. Não como um lobo, que de resto não chupa; lambe e mastiga. Perde feio pro Lobisomen, entre outras criaturas mais consistentes. Talvez ele seja só magro demais, mesmo para um fantasma. A parte mais difícil de tocar é a membrana das asas, rasurada pelos ossinhos. A parte mais viva é o rato dentro da boca.

Em 1931, a coisa muda de figura. Não bastasse ser lindo, Bela Lugosi era filho de banqueiro. A alma penada uniu-se ao capital financeiro, mas ninguém toca no assunto. Desce as escadas com displicente cerimônia, ladeado por teias de aranha que formam no chão um tapete de tramas gasosas. Pisa macio. Quando se aproxima as moças desmaiam. A plateia feminina do cinema desmaia logo depois, assim que ele a carrega para a cama. O mamífero de corpo gélido arrasa nas cenas ardentes. Nunca mais se diz a palavra "necrofilia". A alta-costura eterniza seu jeito chic de se cobrir com as asas. Levanta a gola do sobretudo e, num rodopio dialético, o bicho cego cega de paixão o sexo frágil. Depois de brilhar no corpo do vampiro, Blasko só trabalhou em filmes do gênero. *O gato preto*, *O filho de Frankenstein*, *Frankenstein encontra o Lobisomen*, entre outros.

Eu também não quero morrer, meu amor.

Em 1958 volta com caninos para fora da boca e sangue nos olhos. Falange, falanginha, falangeta. O contorno dos dedos é perfeitamente visível, mas as membranas recobrem os interstícios, donde se conclui não serem capazes de entrar separadamente em buraco algum. Ou o guarda-chuva ou nada. Uma longa pica pontuda.

Nã, nã, não. Na realidade não é bem assim. Erro crasso de direção. Na realidade o morcego tem muitos truques. As asas se fecham na entrada do túnel vermelho. Depois se abrem e se fecham. Batem vibrando dentro de você. Há muito movimento a explorar. Um pequeno laboratório. O nojo tem parte no lance, mas não é só. As pessoas gostam de simplificar as coisas. Ele tem um rabo fino. Por sorte fica lá atrás (é um rabo), posso evitar vê-lo. Um dia chicoteia minhas coxas demarcando território. Ah não! Ameaço cortá-lo com uma tesoura da cozinha. A das verduras tem cinco lâminas em paralelo. Dou um desconto porque está estressado com a situação toda. Também eu devo estar. Nem como Batman ele foi tão procurado. Não sei aonde vamos parar nem o que vem pela frente. De alguma maneira a violência já entrou em casa, e o declínio do pensamento torna os atos de crueldade mais leves.

Em 1974, no *Sangue para Drácula* de Andy Warhol o terror é uma cruzada em busca de cálices de sangue novo. Uma chanchada fúnebre. Drácula é o capitalismo. A sugestão é quase tão apressada quanto a legião de ratos descendo do navio com o caixão do Conde, rumo à grande cidade.

Vomita depois de tomar sangue de uma mulher não virgem. Nenhuma cena de sexo, nenhum suspiro. Em 1968 na The Factory a feminista Valerie Solanas, atriz do filme *Eu, um homem*, dirigido por Warhol em 1967, entra disparando à queima-roupa. Enquanto a ambulância não chega, uma poça de sangue envolve o corpo de Warhol numa linda foto. "O amor livre era o contraveneno do quê?" Famigerados ratos cinza-chumbo roendo lixo, tatus escavando a terra dos cemitérios, insetos brancos, baratas entrando pelos interstícios do ataúde. Os bichos conspiram. A sobrevida não será eterna.

Enquanto isso, seis anos depois (sim, enquanto isso) o vampiro caquético quer atravessar oceanos carregando consigo as moças virgens. Chega aos espaços mais esconsos. Pela beleza do adjetivo. Porém, se as bruxas o enganam, se a astúcia das sapas leva o vampiro a beber sangue maculado, o Conde tosse a ponto de cuspir os pulmões. Quase remorre. Morre sobre a Morte. Move-se em cadeira de rodas, economizando energia. Ao tossir engasga e se contorce de dor. Por que renasceu tão pouco atraente? As virgens se assustam, lógico. Só que pelos motivos errados. Abraão, o pai, sacrificará a caçula, assim liquidará as dívidas, salvará a propriedade, os jantares em família, as cavalgadas. A negociação é clara. Hipócrita o vampiro não é, tampouco seu comissário. Reconheço que a hipocrisia pode ser um valor. Foi preciso perdê-la para saber. O dinheiro tem fome, tanto faz se o apetite vem do estômago ou da imaginação. Não foi ele quem se enfeitiçou, transformando-se em vampiro. A culpa não é de ninguém. Só a menina com sua inaptidão para a vida demora a descobrir: o contrato foi firmado no instante em que o pai duvidou. O tempo em que ela estará livre para vender o corpo é idêntico ao tempo em que estará obrigada a vender seu corpo.

Desconfie de um mamífero com asas. Nunca deu certo. Pra essa liberdade não existe *end*, muito menos happy end.

Eu nunca entregaria meu pescoço a um policial na ativa. Ele foi delegado só por um ou dois anos, após sua morte em 2011. Por razões óbvias e quase incontornáveis a justiça de mãos próprias tinha saído um pouco de moda desde dez anos antes, quando as torres gêmeas caíram após queimarem por cinquenta e seis e cento e dois minutos cada uma. Na HQ, *9-11 Emergency Relief*, sucesso de vendas cujos fundos foram destinados à Cruz Vermelha, o heroísmo do morcego foi trocado pelo de outros mortais, principalmente bombeiros. Como a debacle não resultava de falhas suas — seu heroísmo fora vencido (momentaneamente? definitivamente?) pelas circunstâncias históricas — não havia o que pudesse fazer. Coincidência ou não, até mesmo o almanaque anual, publicado ininterruptamente desde 1961, foi interrompido a partir de 2000. Bat manteve-se firme lutando por emprego. 2005 por um triz não foi o ano da virada. Planejou-se fazer dele o protagonista de uma vingança contra a Al-Qaeda e o seu líder, Osama bin Laden. Porém, sem mais, o autor de *Holy Terror!* decidiu limar da história o Cavaleiro das Trevas, substituindo-o por um novo personagem cujo epíteto não carregasse nenhum tipo de ambivalência religiosa. Depois de seis anos de trabalho, a série *Holy Terror: Terror sagrado* foi lançada sem ele nos Estados Unidos, ao passo que meu morcego aparecia noutra HQ, onde era obrigado a encenar a própria morte.

Em 2016, quando o mundo imaginava sobreviver sem ele, voltou aos quadrinhos. Não da maneira triunfante como merecia, e sim acometido pela amnésia. O outro do outro não era o mesmo, como sustentavam os filósofos. Mas voltou no mesmo corpo e acabou recuperando a memória.

No cinema, o retorno do Batman, em 1992, veio antes da morte nos gibis, isto é, como se ele ressuscitasse dos vivos. Nessa versão de Tim Burton, Pinguim, o inimigo da justiça, é feio como um bebê grotesco com suas calças curtas da cor bege sobrando no bumbum, escondendo um cocô ainda quentinho. O jeito de andar aos pulinhos sem juntar as pernas para não esmagar o cagalhão recém-saído sugere orgulho pela própria obra. Vencê-lo tinha um travo amargo, uma curva descendente. Era como derrotar uma criança mimada.

Nos gibis, a última coletânea data de 2018.

Mesmo com todos esses desgostos, novamente desempregado, ele não voltou ao cargo de delegado de polícia. Tem feito o possível, ele diz, foi-se o tempo de fazer o impossível. Aceita bicos desde que não o obriguem a sair de casa. Este mês está trabalhando como locutor do Waze, numa parceria com a Warner Bros e a DC Comics. Acionando-se os comandos de navegação GPS, é o meu mor cego quem guia os motoristas por insuspeitos atalhos até o destino final, onde são parabenizados por ajudarem a arruinar os planos do Coringa. Poucos motoristas, porque o mundo se fechou de novo e quase ninguém tem saído de casa.

Prometo manter a oferta de comida viva uma vez por semana, todas as semanas da minha vida, se uma vez por mês ele me trouxer o vampiro. O acordo é vantajoso, ganhará o quádruplo do que ganharei. Sim, era o que já tinha quando não precisava dar nada em troca, mas tem a vantagem de eu não lhe tirar de uma hora pra outra o que parecia seu. Também eu lhe pagarei com um copo de sangue quente. Na mesma moeda. Caso não aceite, corto a comida. A comida toda, não apenas a iguaria de ratos, coelhinhos e serpentes. *Don't take me for granted.*

Se não quiser me morder não estou aqui para forçar ninguém. Mande-me um dos morcegos pendurados no teto. Obedecem-lhe como se fossem uma família burguesa. Mas se não quiser outros dentes cravados em mim, tome uma providência.

O antidepressivo cria uma película invisível entre o ser e a realidade. A indústria farmacêutica passou décadas sem investir em pesquisa de medicamentos antibióticos e antivirais para desenvolver os antidepressivos e o losango azul-niágara. No caso dele, o azul-niágara não serve. O que tinha de estar duro já está, não se trata disso. O marfim dos dentes é intacto. Amitriptilina, gomelatina, clomipramina, duloxetina, fluvoxamina, reboxetina, trazodona, bupropiona, venlafaxina, paroxetina, sertralina, quetiapina, tiagabina, citalopram, escitalopram, vortioxetina. Não é possível que nada lhe sirva.

Pela última vez quero ser sua caça.

Aceita fazer a *live*, amor, *my life*.

Meu pescoço sua, minha imaginação saliva.

Entre o povo caxinauá, no coração do Acre, estar doente significa estar num estado de perda do eu, viajando em direção à alteridade. São conhecidos como o "povo-morcego". O nome lhes foi dado por inimigos. Justamente, este é o ponto: não comem morcegos. É como se a nós, socialistas, decidissem chamar de capitalistas. Os caxinauá chamam a si mesmos de Huni Kuin. Nunca de povo-morcego. Em sua língua clara feito a luz do sol, "eu" significa também: não eu mesmo, outro. Eis a razão pela qual o pronome não serve à autodesignação. Haja o que houver, "eu" permanece sendo "outro".

Não são vegetarianos, muito menos à maneira de certos capitalistas das peças de Bertolt Brecht. Para viver é preciso matar. No entanto não matam morcegos. Sabem que toda predação puxa uma contrapredação. Instalados nas franjas da floresta, morcegos são hospedeiros, animais cuja energia não deve ser absorvida sob pena de dominarem o corpo que os ingeriu, hospedando-se por sua vez nesse corpo.

São animais *nisun*, possuem o poder *yuxin* de transformar a forma. A arte caxinauá baseia-se nesse mesmo fundamento: a capacidade de imitar bem é a capacidade de tornar-se outro. O poder da metamorfose faz dos morcegos criaturas invencíveis. A cada nova arma, uma nova resistência. A cada corpo morto, outro corpo novo.

Entre os caxinauá há regras de dieta e negociação diante da caça. Isto é, a caça tem poder de barganha: o trunfo da presa é precisamente as desgraças que ela pode trazer. Se a transmissão de zoonoses não foi calculada, tornou-se possível transformar o mundo com elas. Às margens do Estado e da lei. É claro que os morcegos não nasceram com o capitalismo, mas no mercado se tornaram contagiosos misturando-se com outros bichos. Seus fluidos, seu sangue.

Infectar um organismo, um povo, a humanidade inteira. Inclusive recônditos não contaminados pela civilização até os anos 1990. Estão por toda a sala do meu apartamento e tudo que peço, em vão, é que meu mor cego mude de forma, que volte a ser o que era antes.

✷

A sala mede seis metros por quatro. O teto é baixo para a liberdade. Voam em círculos. Têm sangue-frio mas febre alta. Precisam desse fogo para voar.

Ele sofre de estresse. Suas defesas caem e meu mor cego fica mais contagioso. Quanto mais doente, pior para os outros. O veterinário, embora seja meu amigo, não concordou em vir. Provavelmente toma a realidade por delírio. Me chama de histérica quando desligamos. À noite se masturba pensando nos interstícios da fricção interespécies. O demônio se agita. Minha pele meu sangue meus ossos.

Sou interna desta caverna-hospício mas lá fora está pior, eu sei. A portas fechadas fica fácil identificar os problemas. Pesar as vantagens da permanência. A vizinha se mudou para Miami. Pelo menos por um tempo posso não me preocupar com o cheiro. Vivemos emaranhados. Devo matá-lo ou convencê-lo a morrer.

Sua compaixão é uma fraqueza
da qual seus inimigos não compartilharão. Por isso
é preciso livrar-se dela.
Por isso
ela é tão importante.
Sendo o filho favorito de Gotham você
está no lugar ideal para atacar o mundo do crime.
Você deve estar à altura
dos acontecimentos.
Chegou a hora de Gotham.
Como antes dela
Constantinopla ou Roma.
Para matar
o Coringa só precisa semear no vento
pensamentos insuportáveis.

Já o morcego
salvou-nos
dos cantos mais sombrios dos
nossos corações.
Em troca nos pede apenas coragem
a coragem de fazer
o necessário.
Não me tornarei um carrasco.

— Farei o que deve ser feito.

Esta é boa. Disse que não quer me chupar para não me passar a doença. Desfio todos os xingamentos. Passo dois dias sem alimentá-los. A família também deve pagar por suas faltas. Sei ser uma megera quando é preciso. Renasço das gotas de sangue sobre a terra. Empresto suas asas de morcego. Com as serpentes faço uma nova cabeça. Mostro-lhe o dedo mindinho enquanto sorrio para o meu ódio. Finalmente enlouquece, toquei no seu ponto sensível. O diâmetro do pau. Joga-se contra mim e me abraça com força até partir uma costela. Perco o ar.

"Você não queria o intenso agora?", ele chia. "Não era o que queria?" Sem coragem de terminar comigo ou com ele de uma vez por todas, ataca meu pescoço. Está com fome. E quer de volta os ratos os coelhos as serpentes.

Para de sugar um momento antes de eu perder os sentidos. Em seguida perfura o próprio corpo com a ponta do guarda-chuva das asas. Sangra. Pendura-se no teto e escorre. Tem direito ao suicídio e, entre a vida e a morte, não conhece mais que duas possibilidades. Não posso deixá-lo morrer. Não agora. Cauterizo suas feridas com uma tocha de papelão improvisada. Se eu passasse do ponto do cuidado, poderia queimá-lo e a toda a sua família de ratos fracassados. A fúria de uma fúria ultrapassa tudo. Não quero perder o apartamento. Uso o extintor de incêndio. Resta no chão um alfabeto de cinzas que jamais saberei decifrar.

Não teria coragem de fazer isso. Volto a lhe dar de comer e a oferecer iguarias. Não, aquela não foi ainda a despedida. Não sei abrir mão da eternidade. "Morde direito, gostoso, coração vermelho." Desejo ardentemente as mandíbulas, o couro negro, o caixão. Sonho com ele, mas no sonho ele decide terminar de uma vez com tudo. Guardou nas asas uma das serpentes vivas. Enquanto durmo, usa a cobra à maneira de um cinto de couro. Prende-a na viga do teto. Enlaça com cuidado o pescoço e se pendura sem o apoio dos pés. As perninhas de rato estremecem, os músculos parecem figos murchos. Está mais magro do que quando chegou aqui. O nó no pescoço não precisou ser ensebado para correr liso. A cobra é naturalmente viscosa. Ele morre dentro do meu sonho.

Mas na realidade o que acontece é que meu gesto de cauterizar suas feridas com uma tocha lhe dá ideias. Adianta-se aos meus impulsos, avança a uma velocidade inimaginável até a reta de chegada. De onde vem essa energia? Na manhã seguinte, quando acordo, a sala cheira a holocausto. Pôs fogo na família, depois em si mesmo. Pilhas de cinzas me tiram a coragem necessária para enfrentar o dia. Preciso dar um jeito em tudo e me refazer.

Sísifo com asas

1º de fevereiro de 2020

Completo quarenta e um anos na próxima semana. Boa hora para começar um diário. Nunca pensei que fosse acontecer comigo. Não os quarenta, não sou tola de torcer pelo meu próprio fim. A crise, não a esperava.

Muitos, principalmente os íntimos, julgam-me forte como uma rocha. Sou discreta quanto a questões pessoais. O buraco é fundo mas fui eu mesma quem o cavou, pouco a pouco, no marasmo dos anos. "Bico mole em carne dura tanto bate até que fura." Essa responsabilidade não divido com ninguém. Tenho meus brios. A despeito do peso, sei voar e planar, da persistência do oceano não hei de padecer. Digo mais: por escolha própria não tapei o buraco. No mais, se quisesse resolver o caso num minuto, roubava o material do empalhador de pássaros. Não quero.

3 de fevereiro

O buraco é bom companheiro, não me deixa esquecer que há

espaço ocioso do lado de dentro e vazio do lado de fora. Não quero ser dramática e dizer "falta", muito menos "deserto". Do lado de dentro e do lado de fora. É o suficiente. Faz muito tempo o buraco não é "mais embaixo".

A bem da verdade vive meio espremido entre minha derme e o fígado, considerando-se o inchaço deste na última década. Um buraco espremido nem por isso é menos fundo. Eu poderia dizer, "Sou sua pele, seu esconderijo". Soa um pouco ridículo para uma águia de meia-idade. Quando a imagem interna e a do espelho não mais se ajustam é preciso ter amor-próprio.

4 de fevereiro

Venho considerando se devo fazer as tais aplicações de botox sugeridas pelo veterinário. Tenho outras cartas na manga. Na asa. Ou melhor, no bico. Truques de reserva. O argumento da ciência incide sobre a sustentação do pescoço. Investe-se em beleza e de brinde ganha-se saúde. Um "plus a mais", me disse a enfermeira. A mesma toxina serve aos propósitos do rejuvenescimento e da sustentação.

Pode ser igualmente um logro para ganharem dinheiro às minhas custas. Aliás, não é fácil pagar esses médicos agora que o dólar subiu. Pedir ao Estado não irá adiantar. Ao que tudo indica, não tenho direito à autoimagem. Sorte estar bem de vida.

Sexta-feira

Não quero terminar como um embutido de ceia natalina. Ou como um daqueles bichos inventados por hormônios, gordura hidrogenada, corante, acidulante, glutamato de potássio. Por outro lado, se não abro mão da minha forma original, também não sei se abro mão da complexidade que as dúvidas trouxeram. Os descompassos entre o desejo de juventude, o medo das agulhas, o risco de deformação, a beleza de antigamente, a piscadela da eternidade, dão-me a sensação de que é preciso pensar sobre a vida. Por mais que me doa tanto quanto a fome, só de estar ali é como se o buraco equilibrasse os pratos de uma balança. Como se eu tivesse mais peso, mais presença, por incrível que pareça.

Quando se tem um buraco na alma os pratos da balança não oscilam tanto. Eis a justiça poética.

(Desculpem, aproveitei o inferno astral para fazer essas reflexões. Poucas vezes na vida pensei tanto sobre mim mesma. Estou gostando.)

8 de fevereiro

Ontem foi meu aniversário. Estava ainda bem no alto, o abismo sob meus pés. Eu não diria "aos meus pés", não sou estúpida. Ponderei prós e contras. Caso me decidisse pela via científica e começasse o tratamento agora, teria um número quase redondo a meu favor. "Comecei aos quarenta e um." Não cairia porém no logro de dizer, "Recomecei a vida aos quarenta e um". Não existe recomeço, só maneiras de continuar. Optar pela ciência seria optar pelo caminho mais racional e indolor, no entanto, como ficaria minha natureza? Não digo o aspecto físico apenas, a aparência rejuvenescida. Até prova em contrário, não sou um ser racional. O que mais me preocupa são as reverberações. E se por vingança, ela, a natureza, me cortasse as asas sob argumento de existir o avião?

20 de fevereiro

No alto do penhasco sou outra vez uma águia. Sinto uma ponta de alegria, livre da sedução oferecida pelo caminho mais curto. Não quero me parecer com uma ave de madame. Nem se for para frequentar cafés parisienses. Além do mais, sobrevivo de rapinas e pretendo continuar assim. Se o botox enrijecesse o bico e o pescoço, impedindo-me os movimentos rápidos, ou mesmo impossibilitando-me de virar para trás, eu estaria perdida. Também as águias deveriam usar a inteligência para refletir sobre os usos do belo. De que vale uma bela estátua cujo destino é se transformar em banheiro de pombos? Ou em enfeite de confeitaria. Pior, hall de entrada de banco. A toxina limita os movimentos da musculatura facial. Parados os movimentos, não se vinca o semblante. Perde-se a expressão, ganham-se outras coisas. “O que não envelhece não tem caráter”, disse-me um amigo. Por outro lado, como é feio de nascença, a opinião não é desinteressada. Não está nem aí para a deterioração impressa pelo tempo, o que por sua vez não deixa de ser um privilégio, ainda que às avessas.

29 de fevereiro

Assim que vi uma reportagem sobre águias velhas, tomei a decisão. Saí da cidade. Posso dizer que acedi a um chamado ancestral. Cheguei ao topo onde espero gastar os próximos meses na tarefa da renovação natural.

2 de março

Na falta das instruções de águias mais experientes, julguei

apropriado seguir o instinto sem mais delongas. Não posso correr o risco de esperar pelo próximo vento, sob pena de congelar aqui em cima. Preciso agir para me manter aquecida. Sem contar o abutre, esperando o passo em falso para comer-me o fígado.

6 de março

Aprendi a me bicar. Devo arrancar cada uma das penas que o tempo transformou em chumbo, quero dizer, todas, uma por vez, abrindo espaço para crescerem outras, leves e novas. O passo seguinte será retirar o bico, forçando-o contra a grande pedra. A vida às vezes é irônica. Aprender a se bicar para depois arrancar o bico.

Em seguida, garras. Devo também desgastá-las no paredão? A dor me pareceu insuportável ao pensamento. Melhor cuidar das unhas depois que o bico renascer. Ambos fizeram-me pusilânime com as presas. Garras incapazes de agarrar com firmeza. Garras flexíveis! Ora bolas. Sobre o bico então, melhor nem comentar.

Depois de dar cabo do bico, é passar fome por alguns meses até a bainha córnea se refazer sobre os ossos das maxilas. E confiar no ciclo da vida. Vai dar tudo certo!

Concentrada nas tarefas, não posso me esquecer do abutre, ou tudo terá sido em vão.

9 de março

Mesmo natural e instintivo, não é fácil meu trabalho, visto ser necessário quando bico e unhas tornaram-se moles. Some-se a isso o peso das penas caluniando meu esforço. O bico se curva, as garras dobram-se. Luto para fisgar uma pena, ou um pequeno tufo, sem deixá-lo escorregar no momento seguinte. A conjunção de fatores não me favorece. Empurra-me pra frente apenas o fato de não terem favorecido nenhum exemplar da minha espécie.

29 de março

Agarro uma pena, escoro-a contra a pedra, enrolo uma partezinha dela no bico e procuro agir rápido para não escorregar, senão a angulação já era.

Consigo extrair a pena. Que dor insuportável!

Após dar cabo de trinta e dois quase sem pausa, penso ser preferível mastigar a própria carne com dentaduras.

10 de abril

Bato o bico contra a pedra para mensurar o trabalho futuro. Assim me distraio para não enlouquecer com a descostura das penas. Só não posso esquecer o abutre, que amanheceu colérico.

A cada batida, o bico curva-se mais um pouco. Docilidade indócil. No tempo certo, será preciso persistir. Esperava o contrário: que se tornasse inquebrável com o tempo, mas não por se dobrar como um vassalo. Arrancá-lo custará tanto esforço quanto arrancar as penas, a dor porém será sem comparação. Precisarei tomar cuidado, além do mais, para não exagerar nas pancadas e acabar trincando as maxilas. Seria um prejuízo e tanto. Extraio as penas principalmente quando está escuro e os gritos não me avexam. O importante é não descuidar da ordem dos fatores: se arrancasse o bico antes de terminar as plumas, não haveria, obviamente, meio de desprender as penas depois. A renovação ficaria completamente comprometida. Uma águia sem bico e com penas opacas insustentáveis. Também não posso contar com a fama para me defender do abutre. Sou esperta, isso é tudo.

2 de maio

Agora já sei de cor como enroscar as penas no bico com ajuda da pedra. Ainda assim, é como arrancar um dente sem anestesia, como dizem. Mil dentes. São mil as plumas. Quem quer arrancá-las a seco?

Eu quero.

10 de maio

Foi decisivo não perder de vista que todos da espécie fazem-no há milhares de anos.

19 de maio

Antes de tomar minha decisão, vi um vídeo de uma senhora fazendo autoaplicações de botox. Tomei como exemplo sua força de vontade. Ao contrário dela, porém, posso propiciar, com meus próprios meios, uma renovação natural. Natural. Quem acredita?

21 de maio

Eu acredito. Vale a pena arrancar as penas lentamente, uma por uma. O bico está desgastado, como já disse. A lentidão provoca dor. Por outro lado, traz a vantagem de calejar a alma. E causa menos vexame do que fracassar. Depois desta estarei pronta pra outra.

23 de maio

Bicos moles são piores que duros, bem sabem as presas dos lobos banguelas.

14 de junho

Num momento de desespero, perto da metade do trabalho, comi uma planta capaz de matar três cavalos. Por sorte sei pôr as entranhas para fora em momentos de necessidade. Recuperada a vontade de viver, a extração das penas correu mais rápida.

29 de junho

Começo a avistar um fim para o processo que tomou os últimos meses. Perto de noventa por cento das plumas já foram arrancadas. Não precisei do auxílio de nenhum outro ser vivo. Orgulho-me disso.

10 de julho

Com prática, o processo tornou-se ágil. Entre hoje e amanhã termino as dez últimas. Estarei nua, pronta para iniciar a mutilação do bico, com vistas a cancelá-lo completamente. Se tiver de ser aos pedaços, que seja. Sou uma águia.

27 de julho

Pouco depois de me livrar do bico e de perder a vontade de escrever, junto com a vontade de viver, percebo uma pontinha renascendo. Em breve florescerá uma lâmina onde antes dormia a queratina envelhecida.

Outra surpresa: penugenzinhas anunciam-se pelo meu corpo. Não esperava que aparecessem tão já. Bem-vindo o bico que completará a última etapa do meu renascimento! Bem-vindas as plumas que trarão de volta a majestade reconquistada a duras penas! Desculpem o trocadilho. Em breve não terei mais esta cabeçola de frango, tampouco este corpo de chester.

30 de julho

As plumas me alegram, crescendo que nem mato. São jovens, têm viço. O bico em breve estará completo. Arrancarei as garras como quem rói as unhas.

7 de setembro

Aproveito o feriado pátrio para escrever que o decepamento

das garras foi tranquilo. No entanto, recomeço hoje a extração das penas. Os resultados esperados não foram atingidos. Não sou de desistir nem de me contentar com pouco. Recomeçarei o ciclo de renovação quantas vezes for preciso.

Nem que leve anos, prefiro um trabalho bem feito a doze cirurgias de araque. Preocupa-me apenas o cheiro forte no bico. A excitação do abutre me faz desconfiar que seja necrose. Como pode um bico recém-renascido necrosar? É possível que eu recorra a um médico de confiança. Se o cheiro da morte persistir, não terei outra saída. Porém, passado o perigo, voltarei ao penhasco, arrancarei as penas, deceparei o bico, extrairei novamente as garras, que já terão crescido, cada coisa à sua vez. Quantas vezes for preciso. Dizem que a natureza é imperfeita, mas eu não quero saber dessa balela. Meu voo é impulsionado pelas rajadas de vento nos caminhos do precipício. Sou uma águia com cabeça divina. Ou um deus com cabeça de águia.

28 de setembro

Recomeço, pensando como será quando tudo terminar. O dia final. O único que realmente importa. Quando tudo estiver pronto, planejo entregar meu corpo ao prazer de existir. Exibirei as penas, afiarei o bico, arranharei as nuvens. Faço diariamente uma lista de desejos para não perder o ânimo. Mal posso esperar para dançar até as asas se despregarem.

Epílogo: o Batman dos Bálcãs

Todo enrugado perfil de cidade onde o horror se enfeita de encantos empareda uma velha inútil. Pernas palito, peitos murchos, ossos à mostra, desvãos. Bruxedo sortilégio macumba panela magia. Monstraria. Efêmeras beldades cujos olhares me fazem renascer na eternidade. Imundas saias cobrem suas vergonhas. Espremem entre as coxas o visco das sapas. Pentelhos brancos dedos tortos nós grossos. Educadas a reguadas desde cedo. Se o futuro veio antes do futuro, para que serve a profecia? O mau é bom e o bom é mau. Queimam. Queima total. Dobrem males e aflição nas bolhas do caldeirão. "Venham, todas, o feitiço vai começar! Evoé, morcego, serás rei!"

Boiko Borisov dormia tranquilamente ao lado de uma arma pousada sobre a mesinha de cabeceira da qual a gaveta semiaberta deixava escapar algumas notas de um grande rio de dinheiro, quando um drone fotografou a cena. O hábito de dormir com a arma ao lado nada tinha a ver com a roubalheira sugerida pelo quadro. Na verdade, vinha de antes de entrar para a política, quando era guarda-costas de Todor Jivkov e de outros líderes do governo. Possivelmente a origem do costume vinha de uma época mais distante, dos tempos de policial. A vizinhança da arma sedimentou-se para todo o sempre ao ser escolhido, ele, um homem simples, como guarda-costas do último rei da Bulgária. Não se tratava de um líder republicano qualquer, e sim de Simeão II. O sono, porém, não era mais sossegado se retrocedermos mais um pouco no túnel da vida (ou eu deveria dizer, na caverna da vida?). À época em que Boiko foi bombeiro não dormia armado mas não era raro ter de acordar no meio da noite para apagar um grande incêndio ou resgatar das mais altas torres um suicida. Sua capacidade de trepar nos lugares desfavoráveis a nós, seres sem asas, logo correu a cidade.

Espalhou-se a lenda de que fora treinado nas montanhas dos Cárpatos, alojadas na cordilheira dos Bálcãs. Data dessa incerta época a primeira visão do mar Negro, a qual deu origem a outros tantos boatos. Além de educado pelas escarpas e vertigens, Boiko teria enfrentado na vastidão líquida criaturas marinhas que, antes dele, só a inteligência de Ulisses pudera confrontar. Inteligência não era o forte desse Batman, porém tal carência se compensava pelos dotes físicos, pela tecnologia de guerra que o rei Simeão lhe transferira pessoal e secretamente, e sobretudo pela capacidade de envolver numa aura de mistério e nuvem as aparições públicas e as escapulidas. Talvez estivesse ali, no torso dos Cárpatos, escrito em alfabeto danúbico, na maestria de uma *techné* batizada pelo mar Negro, na destreza banhada pelos sais marinhos das águas escuras, o segredo da popularidade que lhe renderia a vitória nas eleições para prefeito, ele, imaginem, prefeito da capital em 2005. Nascido nos subúrbios de Sófia — a cidade envolta pela aura do nome mais lindo do mundo conhecido —, Boiko possuía duas qualidades inegáveis: nunca teve medo de altura nem de usar linguagem direta. Ambas quase lhe custaram a vida. Ao rei Simeão, porém, pareciam atributos raros. Por suas mãos, aliás, antes de ser prefeito, foi conduzido ao cargo de ministro do Interior. Um bom homem sempre tem seus anjos da guarda.

Migrar ainda jovem do subúrbio semicampestre para a cidade sem que seus pais tivessem um teto pra descansar, sem trabalho nem direito a frequentar a escola, sem costas-quentes, Estado de bem-estar social ou algum dinheiro guardado, levou o jovem a reinventar em trajes futuristas e asas mecânicas um mundo muito maior que a sua imaginação.

Depois de inúmeros saltos no abismo, após trabalhar como bombeiro, policial, guarda-costas, mão direita do último rei da Bulgária, uma vez cumprido o mandato na prefeitura de Sófia em 2009, o Batman dos Bálcãs tornou-se premier, levado uma vez mais por mãos de ouro. Foi um tempo de muitas alegrias.

O escândalo envolvendo mares de dinheiro veio à tona quatro anos depois, com a mordida do drone acertando em cheio a jugular de Boiko, à maneira de um vampiro eletrônico, ao atravessar a janela sempre aberta aos ventos e à tempestade. Porém o resto do trabalho havia sido feito por ele mesmo ou por mãos interpostas. Por exemplo no caso da compra dos juízes com o intuito de acabar com as regalias do empresariado local e na conseguinte extorsão desses mesmos bônus para uso próprio. Quem ele pensava que era?, um desinformado se perguntou. Um pequeno erro de cálculo — como quando num salto para baixo, o mecanismo das asas falhou. O mercado financeiro deprimiu em vez de se animar e a economia não parou mais de cair. Secretos vasos comunicantes então fizeram o povo búlgaro ir às ruas — ventríloquos, comentou Borisov suando desprezo — e com a soma de suas fraquezas depor o primeiro-ministro antes que eles, os miseráveis que só querem trabalhar pelo bem da Bulgária, os calejados todos daquela terra, tivessem de pagar pelas perdas dos gestores do país.

Boiko nem assim desanimou. A história lhe ensinara a ter paciência. A vitória é um prato que se come através dos séculos. E, quando alguns insistem em dividir a indivisível terra de Alexandre, nada resta a fazer senão guerrear.

Nos idos de 1919 seus antepassados tinham perdido para a Iugoslávia a costa do mar Egeu e quase toda a "sua" Macedônia. Era fresca, porém, a memória de 1912, quando na Primeira Guerra Balcânica o exército búlgaro colecionara vitórias a ponto de ameaçar a gigantesca Constantinopla. Pouco importava o fato de terem perdido depois. Inúmeras vezes o desfecho de um tempo não corresponde à magnitude de suas batalhas. É preciso seguir. Um soldado não conhece arrependimentos. Depois vieram as vexações, as reparações impagáveis no dia seguinte da grande aventura; ora, ora, quem deve a quem quando se perde um império? A memória de Alexandre parecia reduzida a um tronco sem membros. O corpo da dinastia argiva despedaçado. Boiko, porém, não era um morcego qualquer. Era um super-herói argonauta e aprendera que um busto grego, haja o que houver, será sempre um busto grego. Vista de cima, a paisagem da cordilheira dos Bálcãs era sempre a mesma, houvesse o que houvesse, uma nota contínua, inaudível, acima das agitações aparentes. Uma paisagem feita para águias, para uma divisão de Harpias atravessando num só fôlego os quinhentos e sessenta quilômetros do leste da Sérvia à Bulgária central, e desta até o mar. Um cenário coberto de florestas onde vivem mil trezentas e cinquenta espécies animais, entre antílopes, ursos pardos, cabras-montesas, veados-vermelhos, lobos, raposas, linces, javalis, e inúmeros outros seres cuja vida é cultivada e ceifada por cima. Disputas milenares entre natureza e civilização, das quais parecem passar ao largo os megamorcegos. De resto ninguém suporia quantos sonhos cobertos de pó vermelho levantado por cavalarias de tártaros — depositado lentamente pelos séculos — habitam o peito dessas criaturas urbanas. Urbanas porque circunstâncias da vida assim o decidiram, porém a afinidade entre seu heroísmo e a grandeza natural mostrou-se em diversas ocasiões, boas e más. Por exemplo em 1941, quando o tzar selou o pacto nazifascista. (Por que tão tarde e, se tão tarde, por que fazê-lo, manchando um pequeno capítulo da honra dos búlgaros?) Dadas as circunstâncias, não foi preciso nem limpar dos rostos de sua população a simpatia pró-russa. Ulanos e beltranos tiveram pouco depois seus nomes enlameados. Não por muito tempo, pois a memória ainda fresca do maior exército dos Bálcãs, capaz de cortar na própria carne e vencer os otomanos e tomar Dobruja dos romenos, a memória fresca de um povo capaz de acolher da Revolução Russa o sentimento antibélico e antimonarquista — e reformar-se em parte —, o encanto dos motins quando a República foi proclamada, tudo isso não se apagaria em duas décadas, nem em três ou cinco. Não se apagaria por séculos. Seus ancestrais resistindo quase intactos contra os corpos empilhados, a matança dos cavalos, o líder Petkov executado em praça pública, quer o mundo apoiasse, quer não apoiasse as decisões dos búlgaros. A história sempre soberana. Suas narinas em vermelho-carmesim insuflando as nuvens, o céu, o ocaso, e ao fundo — porque já se escreveu com razão que toda pintura tem um fundo — o povo búlgaro salgando as feridas, trabalhando duro, estragando o domingo com o cansaço acumulado entre as paredes de blocos, sem ânimo para reproduzir a espécie, deixando a erva daninha crescer sobre os lindos tanques blindados dormindo na praça, quase sem energia para continuar a briga, mas juntando forças para chamar o morcego quando é preciso.

Quando as imagens do drone circularam pelo país, Boiko parecia derrotado. Até os que o apelidaram de Batman dos Bálcãs, até mesmo eles não tinham a coragem de mover um dedo para defendê-lo. No entanto nenhum herói precisa de defensores, precisa, isto sim, de chamados.

É por esse motivo que dizemos a quem possa fantasiar a morte definitiva de um super-herói da estatura de Batman ou de outros avatares do morcego: o tempo não demorou nem um tiquinho para ofertar seu testemunho. Hoje, em 2020, o partido de centro-direita, GERB — liderado por ninguém menos que Boiko Borisov —, concentra trinta e três por cento das intenções de votos do povo búlgaro na eleição do próximo domingo. As explicações dos sociólogos são diversas. Seja como for, a cada vez que o antigo solo do Império Otomano treme, o justiceiro volta a pulsar no coração do mundo.

FSC
www.fsc.org
MISTO
Papel | Apoiando o manejo florestal responsável
FSC® C011095

A marca FSC® é a garantia de que a madeira utilizada na fabricação do papel deste livro provém de florestas gerenciadas de maneira ambientalmente correta, socialmente justa e economicamente viável e de outras fontes de origem controlada.

EDITORAS Rita Mattar e Eloah Pina
ASSISTENTE EDITORIAL Mariana Correia Santos
PREPARAÇÃO Luciana Araujo Marques
REVISÃO Denise Camargo e Gabriela Rocha
DIRETORA DE ARTE Julia Monteiro
CAPA Celso Longo
IMAGEM DA CAPA Maria Sibylla Merian/ Dorothea Maria Gsell. *Metamorphosis of a Small Emperor Moth*, 1679. Aquarela e grafite sobre papel, 19,2 x 15,5 cm. Rijksmuseum, domínio público.
PROJETO GRÁFICO Alles Blau
EDITORAÇÃO ELETRÔNICA Página Viva

Dados Internacionais de Catalogação na Publicação (CIP)
(Câmara Brasileira do Livro, SP, Brasil)

Pacheco, Ana Paula
Pandora / Ana Paula Pacheco. — São Paulo : Fósforo, 2023.

ISBN: 978-65-84568-37-2

1. Romance brasileiro I. Título.

22-138145 CDD — B869.3

Índice para catálogo sistemático:
1. Romances : Literatura brasileira B869.3

Inajara Pires de Souza — Bibliotecária — CRB PR-001652/O

Editora Fósforo
Rua 24 de Maio, 270/276
10º andar, salas 1 e 2 — República
01041-001 — São Paulo, SP, Brasil
Tel: (11) 3224.2055
contato@fosforoeditora.com.br
www.fosforoeditora.com.br

Este livro foi composto em GT Alpina e
GT Flexa e impresso pela Ipsis em papel
Pólen Natural 80 g/m² da Suzano para a
Editora Fósforo em dezembro de 2022.